essentials

Essentials liefern aktuelles Wissen in konzentrierter Form. Die Essenz dessen, worauf es als „State-of-the-Art" in der gegenwärtigen Fachdiskussion oder in der Praxis ankommt. *Essentials* informieren schnell, unkompliziert und verständlich

• als Einführung in ein aktuelles Thema aus Ihrem Fachgebiet
• als Einstieg in ein für Sie noch unbekanntes Themenfeld
• als Einblick, um zum Thema mitreden zu können

Die Bücher in elektronischer und gedruckter Form bringen das Fachwissen von Springerautor*innen kompakt zur Darstellung. Sie sind besonders für die Nutzung als eBook auf Tablet-PCs, eBook-Readern und Smartphones geeignet. *Essentials* sind Wissensbausteine aus den Wirtschafts-, Sozial- und Geisteswissenschaften, aus Technik und Naturwissenschaften sowie aus Medizin, Psychologie und Gesundheitsberufen. Von renommierten Autor*innen aller Springer-Verlagsmarken.

Aileen Oeberst

Zur Belastbarkeit und Suggerierbarkeit von Erinnerungen

Eine wissenschaftliche Anregung für psychotherapeutische Berufe

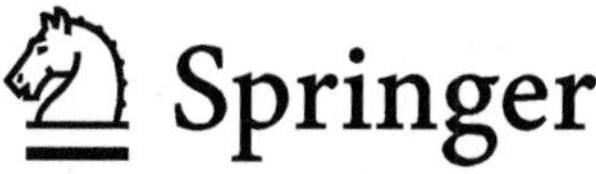

Aileen Oeberst
Sozialpsychologie
Universität Potsdam
Potsdam, Deutschland

ISSN 2197-6708 ISSN 2197-6716 (electronic)
essentials
ISBN 978-3-662-72970-0 ISBN 978-3-662-72971-7 (eBook)
https://doi.org/10.1007/978-3-662-72971-7

Die Deutsche Nationalbibliothek verzeichnet diese Publikation in der Deutschen Nationalbibliografie; detaillierte bibliografische Daten sind im Internet über https://portal.dnb.de abrufbar.

Springer ist ein Imprint der eingetragenen Gesellschaft Springer-Verlag GmbH, DE und ist ein Teil von Springer Nature.
Die Anschrift der Gesellschaft ist: Heidelberger Platz 3, 14197 Berlin, Germany

Wenn Sie dieses Produkt entsorgen, geben Sie das Papier bitte zum Recycling.

Was Sie in diesem *essential* finden können

- Aufklärung über verbreitete Mythen über das menschliche Gedächtnis
- Konstellationen, in denen Erinnerungen besonders gut abgespeichert werden
- Faktoren, die zur Suggestion falscher Erinnerungen beitragen können (insbesondere auch im therapeutischen Kontext)
- Umstände, die Zweifel an der Echtheit von Erinnerungen aufkommen lassen

Inhaltsverzeichnis

Einleitung

1

Lassen Sie uns mit einem Erinnerungsbericht beginnen. In seinem Buch „Bruchstücke. Aus einer Kindheit 1939–1948", beschreibt Binjamin Wilkomirski (1995, S. 9 f.) in seiner ersten Erinnerung, wie er als Kleinkind die Ermordung eines Mannes – sein „Vater vielleicht" – mit ansieht. Es beginnt damit, dass er das schwere Trampeln von Stiefeln hört und aus seinem Versteck unter einer Decke aus dem Bett gerissen, hochgehoben und auf den Zimmerboden fallen gelassen wird. Er schreibt, wie er vier oder fünf Knaben aufgereiht dastehen sieht – seine „Brüder vielleicht". Und daneben in einer Ecke des Raumes einen Mann mit Mantel und Hut, der ihn anlächelt, und der „vielleicht" sein Vater sein könnte. Dann brüllen Uniformierte den Mann an, schlagen ihn und führen ihn zur Tür hinaus und im Hausflur stößt jemand einen Angstschrei aus „Achtung! Lettische Miliz!". Während der Mann die Treppe runtergeführt wird, kriecht Wilkomirski ihm nach, bis er auf der vereisten Straße landet, die abgesperrt ist wie eine Sackgasse. Der Mann steht an der Hauswand und die Uniformierten springen auf ein Auto, schreien ihn in rasender Wut an („Macht ihn fertig!"), und fahren auf die Hauswand zu. Wilkomirski beschreibt, wie er etwas weiter weg neben ihm an der Hauswand sitzt und den Mann anschaut, wie sich dessen Gesicht plötzlich verzerrt, der Mann sich abwendet und den Mund aufreißt – aber kein Schrei herauskommt, sondern ein „mächtiger, schwarzer Strahl" aus dessen Kehle schießt, als das Auto mit den Uniformierten ihn zerquetscht. Aus weiteren – chronologisch aufgeführten – Erinnerungsberichten scheint deutlich zu werden, dass Wilkomirski sich in einem Alter befindet, in dem er noch nicht (sicher) laufen kann: er wird getragen, während andere Knaben „selber laufen können" (S. 11).

Was folgt, ist eine ausführliche Darstellung seiner Kindheit in Heimen, Konzentrationslagern und auf der Flucht. Er erhielt renommierte Preise für das

© Der/die Autor(en), exklusiv lizenziert an Springer-Verlag GmbH, DE, ein Teil von Springer Nature 2026
A. Oeberst, *Zur Belastbarkeit und Suggerierbarkeit von Erinnerungen*, essentials, https://doi.org/10.1007/978-3-662-72971-7_1

Buch und las daraus auf verschiedenen Veranstaltungen wie auch psychiatrisch-psychologischen Konferenzen vor. Im August 1998 jedoch warf Daniel Ganzfried in einem Aufsatz Wilkomirski vor, niemals Insasse in einem Konzentrationslager gewesen zu sein und in Wirklichkeit auch ein anderer zu sein, nämlich Bruno Grosjean, der von der wohlhabenden Züricher Ärztefamilie Dössekker adoptiert wurde und sein Leben lang in der Schweiz gelebt habe. Daraufhin erhielt der Historiker Stefan Mächler den Auftrag, den Authentizitätsanspruch von Wilkomirskis Buch „Bruchstücke" zu überprüfen und er kam eindeutig zu dem Ergebnis, dass Wilkomirski tatsächlich identisch mit Bruno Grosjean ist – und somit *nicht* der Überlebende des Holocausts ist, als der er sich ausgab (Mächler 2000). Diese Schlussfolgerung wurde im Jahre 2002 abschließend in Form einer gerichtlich angeordneten DNA-Analyse untermauert, welche Wilkomirski anhand eines Vergleichs mit seinem Vater einwandfrei als Bruno Grosjean identifizierte, der von der Familie Dössekker adoptiert worden war und der seine ganze Kindheit in der Schweiz verbracht hatte (Neue Zürcher Zeitung 2002). Somit entspricht das als Tatsachenbericht verkaufte Buch „Bruchstücke" nicht ansatzweise der Wahrheit.

Aus psychologischer Perspektive hätten schon früher gravierende Zweifel an der Wahrheit von „Wilkomirskis" Erinnerungen aufkommen müssen: Wie Merckelbach (2002, S. 95) notierte, trat „Wilkomirski" mit einem befreundeten Therapeuten auf vielen Kongressen auf, doch keine:r der Psychotherapeut:innen aus dem Publikum wand ein, dass „Wilkomirskis" Berichte im Widerspruch zu dem gut belegten Phänomen der frühkindlichen Amnesie standen.

▶ **Frühkindliche Amnesie** beschreibt die Unfähigkeit von Erwachsenen, sich an Erlebnisse aus den ersten Lebensjahren selbst zu erinnern (d. h. nicht aufgrund von Berichten anderer).

Möglicherweise fehlte es den Anwesenden an Wissen zu diesem Gedächtnisphänomen. Ganz sicher bestanden in „Wilkomirskis" Fall noch weitere zentrale falsche Vorstellungen über das menschliche Gedächtnis. Das vorliegende *essential* will daher einerseits aufklären über das Phänomen der frühkindlichen Amnesie und über Mythen wie die Verdrängung traumatischer Erinnerungen. Darüber hinaus soll der Frage nachgegangen werden, wie es zu „Wilkomirskis" Überzeugungen gekommen sein könnte. Hierzu gibt es unterschiedliche Möglichkeiten: „Wilkomirski" könnte die ganze Geschichte in dem Wissen um ihre Falschheit erfunden haben – sodass es sich dabei um eine Lüge handeln würde – oder aber er könnte selbst daran geglaubt haben – sodass es sich dabei dann um falsche Erinnerungen handeln würde.

▶ **Falsche Erinnerungen** bezeichnet Erinnerungen von Menschen an Ereignisse, die sie so tatsächlich nicht erlebt haben.

Auch eine Kombination ist denkbar: Vielleicht hat sich „Wilkomirski" die Geschichte einst ausgedacht, sie immer häufiger wiederholt und weiter ausgeschmückt, und irgendwann selbst begonnen, daran zu glauben. Oder er wollte daran glauben. Wir werden es vermutlich niemals sicher wissen.

Was der Fall jedoch sicher bereithält: eine Reihe von suggestiven Elementen, die eine Autosuggestion – also das sich-selbst-einreden – oder aber eine Fremdsuggestion – also die Suggestion durch außenstehende Personen – befördert haben könnten. Daher fokussiert sich dieser Beitrag auf eben diese suggestiven Elemente, und zwar insbesondere auf jene, die auch im psychotherapeutischen Kontext eine Rolle spielen könnten, um Psychotherapeut:innen für ihren potenziellen Einfluss und die Möglichkeit falscher Erinnerungen zu sensibilisieren.

> Übersicht über suggestive Elemente, die im Fall „Wilkomirski" eine Rolle gespielt haben könnten und in diesem *essential* behandelt werden
>
> - Unspezifische Symptome als spezifische Indikatoren für Traumata
> - Die „Attraktivität" von Trauma als Erklärung
> - Der Glaube an Verdrängung
> - Die Suche nach verdrängten Traumata
> - Die Ähnlichkeit falscher und wahrer Erinnerungen

Bevor wir uns diesen suggestiven Elementen zuwenden, lassen Sie uns jedoch noch etwas ausführlicher auf die frühkindliche Amnesie eingehen.

Frühkindliche Amnesie 2

Die absolute Unfähigkeit, sich an Ereignisse zu erinnern, betrifft die ersten zwei Lebensjahre; daran schließt sich bis zum Ende des sechsten Lebensjahres eine Phase der „relativen" frühkindlichen Amnesie an (Hayne und Jack 2011), in welche zwar noch vergleichsweise wenige, aber doch erste autobiografische Erinnerungen fallen (Akhtar et al. 2018; Petersen 2021; Wang und Gülgöz 2019). Solche Selbst-Berichte über die frühesten Erinnerungen sind immer auch kritisch zu hinterfragen, da nicht notwendigerweise sichergestellt ist, dass es sich bei den berichteten Erinnerungen tatsächlich auch um *eigene* handelt – und nicht beispielsweise um Erzählungen aus der Familie, oder auch Erinnerungen an Fotos oder Filme (Akhtar et al. 2018, 2019; Bauer et al. 2019). Allerdings liefert die Forschung zu den Ursachen der frühkindlichen Amnesie weitere Unterstützung für die obigen Altersangaben: Erstens gibt es verschiedene neurobiologische Prozesse, die zur frühkindlichen Amnesie beitragen (Donato et al. 2021; Madsen und Kim 2016; Yates et al. 2025). So werden beispielsweise im Hippocampus – einer für die Abspeicherung und den Abruf von Inhalten im Langzeitgedächtnis höchst relevanten Hirnstruktur – auch nach der Geburt noch neue Nervenzellen generiert (*Hippocampale Neurogenese*, Josselyn und Frankland 2012; Zhao et al. 2008). Dieser Prozess geht mit dem Verfall bereits bestehender Erinnerungen einher. Zweitens ist für das autobiografische Gedächtnis zentral, dass zunächst einmal eine Unterscheidung zwischen der eigenen Person und anderen Personen erfolgt – sodass Gedächtnisinhalte mit Bezug zur eigenen Person abgespeichert werden können. Dieses Selbst entwickelt sich jedoch erst in den ersten Lebensjahren (Wang 2003). Drittens ist auch die Entwicklung der Sprache relevant (Wang 2003), da sie nicht nur die Verarbeitung, Verankerung und auch Kommunikation von Erfahrungen ermöglicht,

A. Oeberst, *Zur Belastbarkeit und Suggerierbarkeit von Erinnerungen*, essentials, https://doi.org/10.1007/978-3-662-72971-7_2

sondern auch sprachliche Konzepte zur Verfügung stellt, ohne welche die Abspeicherung von Informationen deutlich schwieriger ist.

Wenn man sich den ersten Erinnerungsbericht von „Wilkomirski" dahingehend noch einmal genauer anschaut, so wird aus dieser und auch nachfolgenden Erinnerungen deutlich, dass er zu dem Zeitpunkt noch nicht laufen konnte – also sehr wahrscheinlich unter zwei Jahre alt war. Gleichzeitig kommt jedoch eine Reihe von Konzepten in seinem Bericht vor (z. B. Uniformierte, Sackgasse, Straßenschilder, „lettische Miliz", rasende Wut, Liebe, Todesangst), die ein Kind in dem Alter noch nicht gekannt hätte, sodass er das Erlebte gar nicht so hätte einordnen und abspeichern können. Zumal erstaunt, dass solche Konzepte bereits bekannt sein sollen, während der eigene Vater und die eigenen Brüder hingegen nicht eindeutig erkannt wurden. Aus diesen Gründen hätten Psychotherapeut:innen bereits stutzig werden müssen, als „Wilkomirski" mit diesen Berichten an die Öffentlichkeit trat und auch auf Fachkongressen sprach – sie stehen eindeutig im Widerspruch zu unseren Erkenntnissen zur frühkindlichen Amnesie.

> **Wichtig** Menschen können sich an ihre ersten zwei Lebensjahre nicht erinnern. Ein Abruf von Erlebnissen aus dieser Zeit ist nicht möglich – auch nicht durch therapeutische Unterstützung.

Wenn „Wilkomirskis" Bericht nicht auf tatsächlichen Erinnerungen beruht, wie kam es dann zu dieser falschen Autobiografie? Wie bereits oben ausgeführt, können wir das nicht sicher wissen, aber wir wollen uns im Folgenden fünf Themen zuwenden, die in diesem Fall einen Einfluss gehabt haben können – und die auch im psychotherapeutischen Kontext insgesamt relevant sind.

Unspezifische Symptome als spezifische „Indikatoren" für Traumata

3

Ein Teil von „Wilkomirskis" Geschichte war, dass er als Kind vertauscht worden sei: Er, das Kind, das den Holocaust in verschiedenen Lagern überlebt haben sollte, sei zu einem späteren Zeitpunkt mit einem anderen Kind vertauscht worden – und somit als Bruno Grosjean in die Familie Dössekker in der Schweiz gelangt. Dieser Vertauschung wie auch seiner Kindheit in den Lagern war „Wilkomirski" sich deshalb so sicher, weil er verschiedene Symptome aufwies, wie Mächler (2000) herausgearbeitet hat: Woher sonst kämen seine Panikanfälle, die Narbe auf der Stirn, die Deformation am Hinterkopf oder seine Albträume? Obwohl die genannten Symptome vollkommen unspezifisch sind (zumal er über keine konkreten Albträume von seiner Holocaustvergangenheit berichtete und sich die Deformation am Kopf beispielsweise genauso auch bei seinem Sohn fand), offenbart sich hier, dass „Wilkomirski" diese Symptome als Indikator für etwas Spezifisches ansah – nämlich für eine traumatische Kindheit.

„Wilkomirski" ist mit dieser grundsätzlichen Überzeugung keineswegs allein und verschiedene Ratgeber bauen auf genau solchen Überzeugungen auf. Beispielhaft sei hier das Buch „Secret Survivors" (Blume 1998) genannt, in welchem sich eine Liste von „Charakteristika" findet, für welche Leser:innen prüfen können, ob viele davon auch auf sie zuträfen – was dann ein Indikator dafür wäre, dass sie Überlebende von Inzest seien. Diese Liste beinhaltet eine Vielzahl von sehr verschiedenen Charakteristika. Für viele dieser Charakteristika ist unklar, was konkret damit gemeint ist (z. B. „Schuld"; „Scham"; „keinerlei Bewusstsein"), während andere Charakteristika sicherlich auf sehr viele Menschen zutreffen (z. B. Kopfschmerzen; sich anders als andere fühlen; Angst die Kontrolle zu verlieren) und wieder andere sogar auf alle Menschen zutreffen (z. B. Ausblendung einiger Perioden der Vergangenheit, besonders 1.–12. Lebensjahr; s. frühkindliche Amnesie).

A. Oeberst, *Zur Belastbarkeit und Suggerierbarkeit von Erinnerungen*, essentials, https://doi.org/10.1007/978-3-662-72971-7_3

Neben diesen Problematiken bleibt völlig unklar, ab wie vielen zutreffenden Charakteristika davon auszugehen sei, dass man Überlebende:r von Inzest sei – wie im Übrigen auch unklar bleibt, warum diese recht allgemeinen Charakteristika gerade mit Inzesterfahrungen in der Kindheit verknüpft sein sollten. Suggeriert wird damit jedoch eine Art diagnostisches Werkzeug, mittels dessen man verborgenen Ursachen auf die Spur kommen kann. Denn, dass fehlende Erinnerungen an einen solchen Inzest keinerlei Argument gegen einen erlebten Inzest darstellen, wird auch wiederholt betont (vgl. auch Bass und Davis 2008; Kritsberg 2000; van der Kolk 1994; s. a. Kap. 5). Wie auch bei „Wilkomirski" wird hier von unspezifischen Symptomen auf etwas ganz Spezifisches geschlossen, nämlich das Erleben eines (bestimmten) Traumas. Ein solcher Schluss würde allerdings voraussetzen, dass ausschließlich *eine* Art von Erlebnis – z. B. sexueller Missbrauch – jemals die Ursache für ein Symptombündel sein kann; sonst wäre dieser Schluss nicht zulässig. Und das lässt sich weder für die vage und unspezifische Symptomliste aus dem Ratgeber, noch für „Wilkomirskis" Symptome bejahen. Es gilt aber auch ganz allgemein nicht (Brewin und Andrews 2017; Herzog et al. 2025a; Köhnken 2010): Traumatische Erfahrungen können sehr unterschiedliche Psychopathologien nach sich ziehen, wie z. B. Angststörungen, affektive Störungen, Substanzmissbrauch (Johansen et al. 2006; deRoon-Cassini et al. 2010).[1] Für diese Störungen gibt es jedoch viele verschiedene Ursachen, sodass sich aus deren Präsenz ebenso wenig zwingend auf ein erlebtes Trauma schließen lässt.

> ▶ **Wichtig** Der Glaube, ein bestimmtes Trauma – z. B. sexueller Missbrauch –
> würde sich in einem spezifischen Verhaltensmuster/Symptombündel äußern,
> ist ein Mythos.

Eine sehr wohl spezifische Folge einer traumatischen Erfahrung hingegen stellt die **Posttraumatische Belastungsstörung** (PTBS) dar. In prospektiven Studien, die Menschen nach einem sichergestellten traumatischen Ereignis untersucht haben, entwickelten allerdings nur etwa 10 % eine PTBS im Vollbild (z. B. Bryant et al. 2013; Carty et al. 2006). Und noch wichtiger für den vorliegenden Kontext: eine PTBS zeichnet sich gerade eher durch ungewolltes Wiedererinnern als durch Nicht-Erinnern des Traumas aus: Im ICD-11[2] stellt das „Wiedererleben des traumatischen Ereignisses [...] in der Gegenwart in Form von lebhaften sich

---

[1] Traumatische Erfahrungen müssen aber keineswegs psychopathologische Symptome und Störungen nach sich ziehen (z. B. deRoon-Cassini et al. 2010).

[2] https://www.bfarm.de/DE/Kodiersysteme/Klassifikationen/ICD/ICD-11/uebersetzung/_node.html [10.06.2025].

aufdrängenden Erinnerungen, Flashbacks oder Albträumen" eines von drei notwendigen Diagnosekriterien dar. Unter diesen Umständen ist also gar nicht mehr nötig, aus unspezifischen Symptomen auf vermeintlich Erlebtes zu schließen; vielmehr leiden die Betroffenen unter den – ungewollten – Erinnerungen an das Erlebte (deRoon-Cassini et al. 2010; Kessler et al. 2017; Krans et al. 2009). Bei einer traumaspezifischen Psychopathologie wie der PTBS bedarf es also gar nicht erst einer Suche nach Erinnerungen an das ursächliche Trauma – und es bedarf auch keiner weiteren Interpretationen unspezifischer Symptome.

Jetzt ließe sich einwenden, dass die **dissoziative Amnesie** ebenfalls eine traumaspezifische Psychopathologie darstellt, die aber sehr wohl mit einem Gedächtnisverlust assoziiert ist:[3] Im ICD-11 wird die dissoziative Amnesie definiert durch „die Unfähigkeit [...], wichtige autobiographische Erinnerungen, typischerweise an kürzlich stattgefundene traumatische oder belastende Ereignisse abzurufen, welche nicht mit einem normalen Vergessen vereinbar ist".[4] Obwohl dies einen selektiven Gedächtnisverlust für das traumatische Ereignis nahelegt, stellt sich dies bei vielen wissenschaftlich dokumentierten Fällen anders dar: In einem Überblicksartikel über 28 Fälle dissoziativer Amnesien konstatierten Stanilou und Kolleg:innen (2018) in sämtlichen Fällen sehr umfassende Gedächtnisverluste, die sich entweder über das gesamte vorherige Leben erstreckten oder aber über viele Jahre davon. Dies stellt jedoch ein gänzlich anderes Phänomen dar als ein selektives Nicht-Erinnern an ein traumatisches Ereignis, sodass sich hier die Frage stellt, ob überhaupt über dasselbe gesprochen wird. Und tatsächlich haben Mangiulli und Kolleg:innen (2022) in einer Reanalyse von 128 Fällen von Dissoziativen Amnesien herausgearbeitet, dass Alternativerklärungen wie organische Traumata (z. B. Kopfverletzungen) oder aber auch Simulation (z. B., um eine Rente zu erhalten) häufig nicht sicher ausgeschlossen werden können (vgl. auch Jelicic 2023; Zago et al. 2023). Eindeutige und zuverlässige biologische Indikatoren für dissoziative Amnesien scheint es hingegen nicht zu geben (Otgaar et al. 2025). Nach bestem Wissen und Gewissen gibt es demnach keine einzige Studie, die überzeugende Belege dafür liefert, dass dissoziative Amnesien einen *selektiven* Verlust der Erinnerung an ein spezifisches (traumatisches) Ereignis erklären könnten. Dies

---

[3] Die **Dissoziative Identitätsstörung** wird hier nicht näher betrachtet, da sie – entgegen weit verbreiteter Überzeugungen – keine traumaspezifische Störung ist und die Forschung gezeigt hat, dass sich einzelne Identitäten sehr wohl auch an die Erlebnisse anderer Identitäten erinnern können (für einen Überblick, s. Herzog et al. 2025b), sodass sie ebenfalls nicht als Erklärung für den selektiven Gedächtnisverlust an spezifische (traumatische) Ereignisse herangezogen werden kann.

[4] https://www.bfarm.de/DE/Kodiersysteme/Klassifikationen/ICD/ICD-11/uebersetzung/_node.html [10.06.2025].

wird noch ausführlicher in Kap. 5 zum Mythos Verdrängung dargelegt. Insgesamt ist die wissenschaftliche Befundlage zur dissoziativen Amnesie also mit äußerster Vorsicht zu betrachten. Vor allem aber lässt sich anhand der wissenschaftlich dokumentierten umfassenden Gedächtnisverluste die dissoziative Amnesie nicht als Erklärung für eine selektive Unfähigkeit, sich an ein einzelnes Ereignis erinnern zu können, heranziehen. Aber selbst wenn eine dissoziative Amnesie (und sei es in umfassender Form) vorliegen sollte, würde sich per definitionem diese gerade dadurch auszeichnen, dass *keine* Erinnerung an ein traumatisches Ereignis vorliegt. Dies gilt jedoch gleichermaßen für Menschen, die kein traumatisches Ereignis *erlebt* haben. Aus der *fehlenden* Erinnerung lässt sich dementsprechend natürlich ebenfalls kein Rückschluss auf ein Erlebnis ziehen. Sollte die Frage nach einem erlebten Trauma (an das sich die Person nicht erinnern kann) hingegen wieder aufgrund von anderen Indikatoren aufkommen, sind wir erneut dabei, dass es sich hierbei nur um unspezifische Symptome handeln kann, für die es jedoch unzulässig ist, auf spezifische Ursachen zu schließen, wie ich oben ausgeführt habe. Dies gilt sowohl für unspezifische psychische Störungen – wie beispielsweise „Wilkomirskis" Panikanfälle – als auch für einzelne Symptome – wie „Wilkomirskis" vage Albträume oder auch die Charakteristika die beispielhaft aus dem Ratgeber „Secret Survivors" (Blume 1998) oben genannt wurden.

Wird der Mythos, dass bestimmte unspezifische Symptome auf ein nicht erinnertes Trauma hindeuten können, dennoch geglaubt – oder gar propagiert, wie das in Ratgebern bisweilen der Fall ist – dann kann dieser Glaube erhebliches Suggestionspotenzial entfalten (Brewin und Andrews 2017; McNally 2005). Überspitzt formuliert, könnten Menschen mit Kopfschmerzen, der gelegentlichen Angst, die Kontrolle zu verlieren und fehlenden Erinnerungen an die ersten Lebensjahre anfangen zu glauben, dass sie Überlebende familiären Missbrauchs sein könnten. Und möglicherweise beginnen sie, nach Erinnerungen an einen solchen Missbrauch – auch mit therapeutischer Hilfe – zu suchen. Wie ich später ausführen werde, kann dies zur Suggestion von falschen Erinnerungen führen (vgl. Kap. 6). Auch deshalb zählen Brewin und Andrews (2017) zu den **besorgniserregendsten Konstellationen, wenn Therapeut:innen die unspezifischen Symptome ihrer Klient:innen auf Missbrauch in der Kindheit attribuieren – obwohl es keinerlei explizite Erinnerungen an einen solchen gibt**. Genau diese besorgniserregende Konstellation lag bei „Wilkomirski" vor. Bevor wir uns jedoch dem Mythos Verdrängung und der Suche nach verdrängten Erinnerungen und der Suggestion von falschen Erinnerungen widmen, soll zunächst noch näher darauf eingegangen werden, warum Menschen überhaupt geneigt sein könnten, Symptome als Indikatoren für ein Trauma anzusehen und inwiefern ein Trauma als Erklärung auch „attraktiv" sein kann.

Die „Attraktivität" von Trauma als Erklärung

4

Menschen möchten die Welt, in der sie leben, und auch sich selbst gerne verstehen. Somit ist es zutiefst menschlich, nach Erklärungen zu suchen, zumal für negative Aspekte des Lebens (Weiner 1985). Im Kern basiert der ganze vorherige Punkt zu „Symptomen als Indikatoren" auch auf diesem Bedürfnis – denn (unspezifische) Symptome werden ja nur deshalb als Indikatoren für eine Ursache herangezogen, weil überhaupt nach einer Erklärung gesucht wird. Im Fall von „Wilkomirski" hat Harald Merckelbach (2002) es so formuliert, dass „Wilkomirski" als mittelmäßiger, depressiver Musiker, der sich stark für den Holocaust interessierte, zufällig einen Psychotherapeuten trifft, der ihm rät, seine Albträume aufzuschreiben, da sie auf ein schwer zugängliches Trauma hindeuten würden. Auch wenn hier schon auf ein weiteres suggestives Element – der Glaube an Verdrängung (Kap. 5) – vorgegriffen wird, soll zunächst noch auf die „Attraktivität" von Trauma als Erklärung eingegangen werden.

Es ging „Wilkomirski" nicht gut zu der Zeit – er hatte sich von seiner Familie getrennt, er war beruflich mittelmäßig erfolgreich und er litt unter Albträumen und anderen Symptomen. Sicherlich hatte er sich sein Leben anders vorgestellt – und womöglich fragte er sich, wie es dazu gekommen war. Gemeinsam mit einem befreundeten Psychotherapeuten begann er, Konzentrationslager zu besuchen und zu verlautbaren, er kenne diese aus seiner Kindheit, er habe dort gelebt und auch seine Mutter noch ein einziges Mal getroffen, ehe sie dort gestorben sei.

In einem lesenswerten Aufsatz über „die Sehnsucht, Traumaopfer zu sein" weisen Stoffels und Ernst (2002) darauf hin, dass Traumata als Erklärung für aktuelles Leiden in vielerlei Hinsicht „attraktiv" sein können: Nicht nur, weil sie die komplexe Wirklichkeit reduzieren und eine einfache Aufteilung der Welt in Gut und Böse sowie Täter und Opfer ermöglichen, sondern auch, weil sie eine

A. Oeberst, *Zur Belastbarkeit und Suggerierbarkeit von Erinnerungen*, essentials, https://doi.org/10.1007/978-3-662-72971-7_4

Universalursache ausmachen, die zudem auch Aufmerksamkeit, Zuwendung, Trost, Mitleid und Gruppensolidarität mit sich bringen kann und sogar eine ganz neue Identität anbietet – nämlich sich als Überlebenden von Trauma anzusehen. Mit anderen Worten, ein Trauma als Ursache aktuellen Leidens auszumachen, kann – bei aller Negativität des Traumas selbst – positive Aspekte haben, da nicht nur (endlich!) eine Erklärung gefunden wurde, sondern darüber hinaus auch, weil eine Erklärung gefunden wurde, welche die eigene Person vollständig entlastet (weil sie selbst keinerlei Schuld trifft) und welche **sekundären Krankheitsgewinn** in Form von Aufmerksamkeit und Zuwendung mit sich bringen kann. Und als Kind den Holocaust zu überleben – also als maximal unschuldiges Wesen in einem maximal menschenverachtenden System zu leben – stellt womöglich den ultimativen Opferstatus dar. In der Terminologie des Kriminologen Christie (1986) handelt es sich hierbei um ein „ideales Opfer", welchem von der Gesellschaft ein besonders hohes Maß an Schuldfreiheit und Hilfsbedürftigkeit zugesprochen wird. So überrascht es nicht, dass „Wilkomirski" viel Aufmerksamkeit und Zuwendung von seinem nahen Umfeld – dem befreundeten Psychotherapeuten, seiner neuen Partnerin – erhielt und ihm nach Publikation seines Buches viel öffentliche und fachliche Aufmerksamkeit zuteilwurde. Eine solche Reaktion des Umfelds, wie auch der Gesellschaft, kann also eine positive Verstärkung darstellen, welche Traumata als Ursache „attraktiv" macht und die Suche nach solchen fördert.

Exkurs zur Aufmerksamkeit für Psychotherapeut:innen

Obwohl es bei der Idee des sekundären Krankheitsgewinns um die Klient:innen geht, können auch Psychotherapeut:innen eine erhebliche Aufmerksamkeit und Zuwendung aufgrund „besonderer" Klient:innen erhalten oder gar nach ihr streben, wie das folgende Beispiel zu einem anderen populären Fall kurz darlegen soll.

Im Jahr 1973 wurde mit dem Buch „Sybil" (Schreiber 1973) ein Fall Multipler Persönlichkeitsstörung veröffentlicht, der hohe Wellen schlug und weit reichende Folgen hatte: Waren davor weniger als 200 solcher Fälle bekannt gewesen, hatten wenige Jahre nach „Sybil" schon mehr als 40.000 Menschen diese Diagnose erhalten (Nathan 2011). Wie eine akribische Analyse des Falls „Sybil" durch Debbie Nathan (2011) jedoch zeigte, traf hier eine fantasievolle und schauspielbegabte junge Klientin, der es nicht gut ging, auf eine Therapeutin, deren Aufmerksamkeit und Zuwendung sie unbedingt gewinnen wollte. An ihren „normalen Problemen" hatte die Therapeutin jedoch wenig Interesse – sie war fasziniert von der Multiplen Persönlichkeitsstörung und um eine drohende Beendigung der Therapie zu vermeiden, erfand „Sybil" – wie sie später zugab und auch der Therapeutin berichtete – mehrere „Persönlichkeiten" und traumatische Ereignisse, in der Hoffnung, sich die Aufmerksamkeit und Zuwendung der Therapeutin zu sichern. Tatsächlich hatte sie damit Erfolg – die Therapeutin begann, sich besonders für sie zu interessieren und intensivierte die Therapie. Aber auch die Therapeutin profitierte eindeutig von der Geschichte: nicht nur erfuhr sie viel Aufmerksamkeit in der Fachwelt für diesen besonderen Fall; sie erlangte auch in der Öffentlichkeit Berühmtheit durch die Publikation des Buches. Wie Nathan (2011) nachzeichnet, beinhaltete die Therapie verschiedene problematische Elemente wie die Vergabe von Schocks und Drogen, Suggestion sowie eine fehlende Distanz zwischen Therapeutin und Klientin. Der Klientin ging es in dem Verlauf nicht besser; vielmehr stellte sich eine Verschlechterung ihres Zustands ein und sie entwickelte eine immer stärkere Abhängigkeit von ihrer Therapeutin. Um sich deren Aufmerksamkeit und Mitgefühl zu sichern, war sie immer wieder bereit, sich neue traumatische Ereignisse auszudenken, welche die Therapeutin in ihren Überzeugungen bestätigten und in ihren Erwartungen bestärkten. Dieser Fall zeigt eindrücklich, welchen Einfluss die Aufmerksamkeit anderer haben kann: Die Klientin wurde für ihre Erfindung verschiedener Persönlichkeiten und Traumata mit der Aufmerksamkeit der von ihr geschätzten Therapeutin belohnt, während die Therapeutin für diesen besonderen Fall mit der Aufmerksamkeit und dem Interesse ihrer Kolleg:innen sowie einer breiteren Öffentlichkeit belohnt wurde. ◄

Zusammengenommen lässt sich festhalten, dass Menschen typischerweise nach Erklärungen für aktuelles Leiden suchen. Ein Trauma als Erklärung stellt dabei eine in vielerlei Hinsicht „attraktive" Möglichkeit dar. Wenn es aber keine Erinnerungen an ein Trauma gibt, kann die Suche nach einem solchen eine Gefahr bergen: Die Erfindung von Inhalten zur Erfüllung von Erwartungen – wie es „Sybil" getan hat – stellt dabei nur ein Risiko dar; eine andere Gefahr liegt in der Möglichkeit, falsche Erinnerungen zu erzeugen. In beiden Fällen steht häufig der Glaube an verdrängte Traumata am Anfang – welches dann die Suche nach diesen unzugänglichen Erinnerungen nach sich zieht. Widmen wir uns also im Folgenden diesen beiden Punkten.

Die Psychotherapeutin von „Wilkomirski" erklärte in einem Schreiben, dass sie mit „Wilkomirski" über zweieinhalb Jahre hinweg seine Kindheit durchgearbeitet und ihm damit seine traumatischen Erinnerungen habe wieder zugänglich machen können (Mächler 2000). Dies impliziert, dass die traumatischen Erinnerungen „Wilkormirski" vorher nicht selbst zugänglich waren. Typischerweise wird hierfür das Konzept der „Verdrängung" bzw. „verdrängter Erinnerungen" herangezogen. Obwohl ursprünglich basierend auf Überlegungen von Sigmund Freud, hat dieser sich später von der Vorstellung distanziert, Erinnerungen an traumatische Ereignisse würden in das Unbewusste „verdrängt" werden und somit dem Bewusstsein nicht mehr zugänglich sein (Ross 2022). Dennoch ist der Glaube an Verdrängung – im Sinne einer Unfähigkeit, sich an traumatische Ereignisse zu erinnern – enorm verbreitet: 94 % einer repräsentativen US-Stichprobe stimmten dieser Vorstellung zu (Grady et al. 2025). Wurde die Frage noch etwas weiter eingegrenzt und nicht nur nach dem Glauben an Verdrängung gefragt, sondern auch nach der Überzeugung, dass es möglich ist, sich an solche verdrängten Erinnerungen nach vielen Jahren wieder zu erinnern, so stimmten in den USA kaum weniger Personen zu (92 %, Grady et al. 2025), während der Prozentsatz in einer niederländischen Stichprobe aus der allgemeinen Bevölkerung mit 59–67 % deutlich niedriger lag (Otgaar et al. 2019; vgl. auch Otgaar et al. 2021). Auch unter kürzlich befragten Psychotherapeut:innen bejahte die überwiegende Mehrheit (82 %) die Frage, ob sie schon einmal verdrängte traumatische Ereignisse als Ursache der Symptome von Klient:innen angenommen hätten (Schemmel et al. 2024). Interessanterweise unterschieden sich Psychotherapeut:innen der unterschiedlichen Schulen nicht sehr stark (Verhaltenstherapie: 76 %, Tiefenpsychologie: 90 %, Schemmel et al.

15

A. Oeberst, *Zur Belastbarkeit und Suggerierbarkeit von Erinnerungen*, essentials, https://doi.org/10.1007/978-3-662-72971-7_5

2024). Zusätzlich berichteten viele der befragten Psychotherapeut:innen, dass ihre Klient:innen ein verdrängtes Trauma hinter ihren Symptomen vermuteten (83 %; vgl. auch Zappalà et al. 2024; s. Punkt 2).

So verbreitet die Annahme verdrängter Erinnerungen auch sein mag – sie entbehrt jeglicher empirischen Grundlage, wie ich im Folgenden darlegen werde. Mit anderen Worten, es gibt keinerlei überzeugenden wissenschaftlichen Befunde, die untermauern, dass es den Gedächtnismechanismus der Verdrängung gibt. Schauen wir uns hierfür zunächst an, was es bräuchte, um überzeugende Evidenz für das Phänomen der Verdrängung zu liefern.

5.1 Voraussetzungen für überzeugende Evidenz für Verdrängung

Es gibt mindestens drei Voraussetzungen, um überzeugende Evidenz für Verdrängung zu liefern (Loftus und Davis 2006):

> Es müsste sichergestellt werden, dass
>
> - das traumatische Ereignis tatsächlich passiert ist
> - Personen eine Zeit lang *unfähig* waren, sich *selektiv* an das traumatische Ereignis zu erinnern
> - sich dieselben Personen später (durch z. B. therapeutische Interventionen) dann wieder *korrekt* an das traumatische Ereignis erinnern können.

Alle drei Voraussetzungen werden im Folgenden etwas näher ausgeführt: Das traumatische Ereignis selbst müsste sichergestellt sein, da sonst unklar bleibt, ob das Ereignis tatsächlich (so) stattgefunden hat, oder aber ob es sich beispielsweise um eine falsche Erinnerung handelt (vgl. Kap. 6). In sehr vielen Studien zu langfristigen Erinnerungen an traumatische Ereignisse ist dies nicht erfüllt, da Menschen ausschließlich retrospektiv zu ihrem Leben befragt wurden (z. B. Fergusson et al. 2000; Ghetti et al. 2002; Nick et al. 2018; Spinhoven et al. 2012; Nahleen et al. 2019, 2021; van Giezen et al. 2005). Bereits hier können aber Gedächtnisfehler (z. B. falsche Erinnerungen) vorliegen. Neben der Sicherstellung des traumatischen Ereignisses müsste als nächstes die *selektive Unfähigkeit*, das Ereignis *an sich* (nicht: einzelne Details) abrufen zu können, sichergestellt werden. Wichtig ist, dass es hier *nicht* darum geht, dass Menschen die Erinnerungen vermeiden wollen – indem sie beispielsweise nicht an das Ereignis denken oder auch darüber sprechen wollen – denn das ist nicht selten der Fall (e. g., Aakvaag et al. 2016; Alaggia et al. 2019; Alyce et al. 2023). Dabei handelt es sich aber um ein gänzlich anderes Phänomen, auch wenn dies gelegentlich in der Umgangssprache ebenfalls als „Verdrängen" (i. S. v. gedanklich wegschieben) bezeichnet wird. Der fundamentale Unterschied dabei besteht jedoch darin, dass die Erinnerungen an das Ereignis kontinuierlich vorlagen, und somit auch nicht erst nach ihnen gesucht werden müsste. Somit würden solche Fälle eben *keine* Unterstützung für die Idee der Verdrängung von traumatischen Erinnerungen in das Unbewusste, das Menschen nicht zugänglich ist, liefern. Im Gegenteil: für überzeugende Evidenz für Verdrängung müssten Studien sicherstellen, dass hierbei Fälle von Nicht-daran-denken-wollen oder auch Nicht-darüber-reden-wollen ausgeschlossen wären. Ebenso wichtig ist eine Abgrenzung zu umfassenden organisch bedingten oder dissoziativen Amnesien – die also einen Gedächtnisverlust nicht nur für das konkrete, traumatische Ereignis beinhalten, sondern einen unspezifischen und länger andauernden Gedächtnisverlust beschreiben (vgl. Kap. 3). Eine solche Abgrenzung stellt häufig bereits eine Herausforderung dar, schließlich würde sich „Verdrängung" ja auch nur in einem fehlenden Bericht äußern – für den es jedoch verschiedene Ursachen geben kann (z. B. auch Vergessen).

Nicht zuletzt bedürfte es noch der „Wiederherstellung" der Erinnerung an das traumatische Ereignis, um überzeugende Belege für das Phänomen der Verdrängung zu liefern – sonst ließe es sich nicht von Vergessen abgrenzen. Dabei ist zusätzlich entscheidend, sicher zu stellen, dass die „wiederhergestellten" Erinnerungen auch korrekt sind. Hierfür bedarf es also einer Überprüfungsmöglichkeit, denn ohne eine solche ließe sich wieder nicht ausschließen, dass es sich beispielsweise um falsche Erinnerungen handelt (vgl. Kap. 6 und 7).

5.2 Keine Evidenz für Verdrängung

Mir ist keine einzige Studie bekannt, welche alle drei der zuvor genannten Voraussetzungen erfüllt. Wie bereits erwähnt, gibt es viele Studien, die bereits an der ersten Voraussetzung scheitern, weil es sich um rein retrospektive Befragungen handelt, in welchen also die sogenannte *ground truth* des traumatischen Ereignisses nicht bekannt ist (i. e., nicht sichergestellt ist, dass es so stattgefunden hat). Wie wir weiter unten sehen werden, gibt es aber durchaus Studien, in denen das traumatische Ereignis sichergestellt wurde – allerdings belegen diese auch keine Verdrängung, sondern eher das Gegenteil (s. Abschn. 5.3). Dementsprechend gibt es – nach bestem Wissen und Gewissen – keinerlei überzeugende empirische Evidenz für das

Phänomen der Verdrängung im Sinne eines Nicht-Erinnern-Könnens (vgl. auch Loftus und Davis 2006; McNally 2005; Otgaar et al. 2019).

Ein Problem besteht allerdings auch darin, dass das Konzept der Verdrängung nicht falsifizierbar ist. Das heißt, man kann es nie mit Gewissheit widerlegen – denn ein *fehlendes* korrektes Wiedererinnern nach einem Zeitraum der Unzugänglichkeit stellt ja keine Widerlegung des Konzepts dar. Schließlich ist niemals sicher ausgeschlossen, dass ein solches Wiedererinnern später noch erfolgen könnte. Aus der Perspektive von Therapeut:innen, die beispielsweise im Fall einer Klientin an ein verdrängtes Trauma in der Kindheit glauben, ist es im Kern so, dass sie in ihrer Überzeugung niemals widerlegt werden können: Selbst wenn die Klientin auch auf lange Sicht keine Erinnerungen an ein solches Trauma berichten sollte, ließe sich dies immer wieder mit der Verdrängung des Erlebten erklären – und bisweilen höre ich von Traumatherapeut:innen, dass sie in einem solchen Fall von einem besonders schweren Trauma ausgehen würden, wo doch der Widerstand, dieses ins Bewusstsein zu holen, offensichtlich so groß ist. Mit anderen Worten, eine ausbleibende Bestätigung ihrer Annahme führt bei den Therapeut:innen nicht etwa zu einer Hinterfragung der Verdrängung, sondern zu einem Festhalten an dem Konzept. Wenn die Klientin hingegen letztlich doch irgendwann etwas berichtet, das auf ein traumatisches Ereignis in der Kindheit hindeuten könnte, sähen sich die Therapeut:innen in ihrer Annahme eines verdrängten Traumas bestätigt. Dies würde allerdings auch für falsche Erinnerungen gelten, die erst durch die Suche nach Traumata in der Therapie entwickelt wurden (vgl. Kap. 6). Oder genauso für erfundene Angaben wie im Fall „Sybil" – die nur generiert wurden, um die Erwartung der Therapeutin zu bestätigen. In beiden Fällen – suggerierten Erinnerungen und erfundenen Angaben – wäre es so, dass die Überzeugung der Therapeut:innen zu einer **selbsterfüllenden Prophezeihung** wurden. Das heißt, die überzeugten Therapeut:innen hätten sich die Beweise für ihre Überzeugung selbst generiert.

Zusammengenommen ergibt sich aus der Unwiderlegbarkeit des Konzepts der Verdrängung, dass in einer Therapie nichts passieren kann, das Therapeut:innen von ihrer Überzeugung verdrängter Erinnerungen eindeutig abbringen könnte. Sehr wohl aber können sie ihren Glauben bestätigt sehen – und zwar sogar dann, wenn die Bestätigung aus tatsächlich falschen Angaben besteht. Zumal sie vermutlich nie erfahren werden, dass es sich dabei um falsche Angaben handelt. Die Tatsache, dass der Glaube an Verdrängung nie widerlegt, sehr wohl aber bestätigt werden kann, trägt sicherlich zur Aufrechterhaltung dieser unbelegten, aber verbreiteten Idee bei (Friesen et al. 2015; vgl. auch Oeberst und Imhoff 2023).

5.3 Evidenz für das Gegenteil von Verdrängung

Es ist nicht nur so, dass es keine überzeugende empirische Bestätigung für das Konzept der Verdrängung (i. S. d. Nicht-Erinnern-Könnens) gibt; die gedächtnispsychologische Forschung spricht sogar eindeutig für das Gegenteil: Einerseits gibt es eine Reihe von Studien, in denen ein traumatisches Ereignis sichergestellt wurde (z. B. Kriegseinsätze; Holocaust; Bezeugung der Ermordung oder Vergewaltigung eines Elternteils), und in denen die Betroffenen vielmehr darunter leiden, diese Ereignisse *nicht vergessen* zu können (Eth und Pynoos 1994; Kuch und Cox 1992; McNally 2005; Pynoos und Nader 1988; Volbert 2004). Hierbei kommt es nicht selten zu Intrusionen – also sich ungewollt aufdrängenden Erinnerungen (Holmes und Bourne 2008; Krans et al. 2009) – die auch weiter oben bereits als ein diagnostisches Kriterium für die Posttraumatische Belastungsstörung angeführt wurden (deRoon-Cassini et al. 2010; Kessler et al. 2017).

Über diese traumabezogenen Studien hinaus zeigt die Gedächtnisforschung allgemein (für einen ausführlicheren Überblick, s. Oeberst 2024), **dass Menschen sich gerade besonders gut an Inhalte erinnern können, die überlebenswichtig sind** (Nairne et al. 2008; Scofield et al. 2018), **die sich auf die eigene Person beziehen** (Symons und Johnson 1997), **die ungewöhnlich** (Diamond et al. 2020) **und emotional sind** (Berntsen und Rubin 2002; Hall et al. 2021; Kensinger und Corkin 2003; Kensinger und Ford 2020; Wardell und Palombo 2024). Selbst ein hohes Stresslevel wirkt sich nicht generell negativ auf die Erinnerungsleistung aus. Im Gegenteil: ein hohes Stresslevel während des Ereignisses ist sogar eher förderlich für die Abspeicherung von zentralen und relevanten Informationen (Sommer und Gamer 2018) – während periphere, eher irrelevante Details schlechter behalten werden (vgl. Fawcett et al. 2013; Levine und Edelstein 2009; Steblay 1992).

Traumatische Ereignisse stellen im Kern eine Kombination der o. g. Merkmale dar: sie beziehen sich nicht nur auf die eigene Person, sondern sind typischerweise ungewöhnlich, emotional bis bedrohlich (i. e., biologisch stressig), und nicht selten auch überlebenswichtig. Hier kommen also gleich mehrere Aspekte zusammen, die alle für sich genommen bereits eher zu einer besseren Erinnerungsfähigkeit führen. Und so haben Crombag und Merckelbach (1997) den Forschungsstand mit dem Titel ihres Buches „Mißbrauch vergisst man nicht" pointiert auf den Punkt gebracht. Periphere Details mögen verloren gehen oder auch falsch erinnert werden, aber außerhalb der Phase der frühkindlichen Amnesie sollte ein traumatisches Ereignis *an sich* und dessen Kerngeschehen regelmäßig vergleichsweise gut im Gedächtnis abgespeichert werden und somit auch wieder abrufbar sein (so es sich nicht ohnehin ungewollt aufdrängt). Und gerade auch weil Erinnerungen an traumatische Ereignisse nicht so ohne weiteres vergessen werden, sondern die Menschen beschäftigen oder sich ihnen sogar aufdrängen, kommt es zu einem wiederholten Abruf und auch tieferen Verarbeitung der Ereignisse – welches beides wiederum das Behalten der Erinnerung fördert (Adesope et al. 2017; Craik 2010; Craik und Lockhart 1972).

Fazit

Zusammenfassend lässt sich festhalten, dass die empirische Gedächtnisforschung eindeutig dokumentiert, dass traumatische Ereignisse – so sie denn tatsächlich geschehen sind – im Kern (i. e., im zentralen Geschehen) vergleichsweise eher gut abgespeichert werden und somit auch abrufbar im Gedächtnis bleiben. Damit ist nicht ausgeschlossen, dass Betroffene unter Umständen nicht von den Erinnerungen *berichten* wollen (Aakvaag et al. 2016; Alaggia et al. 2019; Alyce et al. 2023) oder auch im Verlauf ihres Lebens zeitweise nicht an das traumatische Ereignis denken (Geraerts et al. 2007, 2009) bzw. nicht daran denken *wollen* (Wu et al. 2023). Die Erinnerungen selbst sollten aber vorhanden sein – und sollten nicht erst aufwendig gesucht und wieder zugänglich oder „wiederhergestellt" werden müssen. Letzteres hingegen birgt ein besonderes Suggestionspotenzial, weil die Suche nach vermeintlich verdrängten Erinnerungen zu der Entwicklung *falscher* autobiografischer Erinnerungen beitragen kann (vgl. auch Geraerts et al. 2009).

Die Suche nach verdrängten Traumata und die Suggestion falscher Erinnerungen

6

Wie oben bereits erwähnt, hatte die Psychotherapeutin von „Wilkomirski" offensichtlich nicht nur an den Mythos der Verdrängung geglaubt, sondern auch dafür gesorgt, „Wilkomirski" seine traumatischen „Erinnerungen" wieder zugänglich zu machen (Mächler 2000). Mit diesem Vorgehen ist sie keineswegs allein. In Anbetracht der erwähnten Mehrheit der befragten Psychotherapeut:innen, die schonmal verdrängte Traumata für die Ursache der Symptome ihrer Klient:innen gehalten hatten (82 %, Schemmel et al. 2024), überrascht vielleicht nicht, dass auch 49 % der Psychotherapeut:innen die Frage bejahten, ob sie üblicherweise versuchen würden, ein vermutetes verdrängtes Ereignis aufzudecken (Schemmel et al. 2024).

Was passieren kann, wenn Psychotherapeut:innen so etwas tun, legt eine weitere Studie von Patihis und Pendergrast (2019) nahe: Sie befragten 2326 Erwachsene aus den USA, von denen 1082 in Therapie waren. Die folgenden Statistiken (siehe Abb. 6.1) beziehen sich nur auf jene 1082 Erwachsenen in Therapie. Von diesen bejahte ca. ein Fünftel ($n = 217$, 21 %) die Frage, ob ihr:e Therapeut:in im Verlauf der Therapie bzw. Beratung jemals die Möglichkeit diskutiert hätte, dass es einen Missbrauch in der eigenen Kindheit gegeben hätte, an den die Erinnerungen verdrängt worden seien. Abb. 6.1 zeigt, womit dies einherging: Von jenen 217 Fällen, in denen die Möglichkeit eines verdrängten Missbrauchs diskutiert wurde, bejahten fast die Hälfte der Befragten ($n = 101$, 47 %) auch die Frage, ob sie sich im Verlauf der Therapie an einen Missbrauch in ihrer Kindheit erinnert hätten – obwohl sie vorher *keine* Erinnerungen an einen solchen Missbrauch hatten. Demgegenüber lag der Prozentsatz von Personen, die sich im Verlauf der Therapie an einen Missbrauch in ihrer Kindheit erinnert haben, ohne, dass ihr:e Therapeut:in diese Möglichkeit explizit diskutiert hätte, bei nur 2,3 % (19 von 833).

A. Oeberst, *Zur Belastbarkeit und Suggerierbarkeit von Erinnerungen*, essentials, https://doi.org/10.1007/978-3-662-72971-7_6

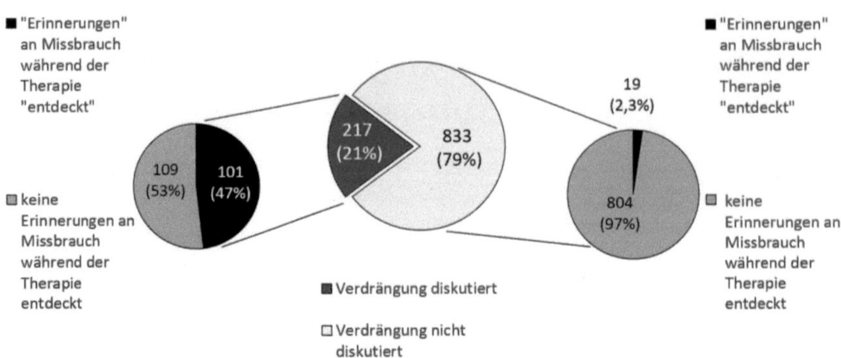

Abb. 6.1   *Ergebnisse Patihis und Pendergrast (2019)*

Vor dem Hintergrund, dass es keinerlei überzeugende Evidenz für Verdrängung gibt, hingegen aber eine Vielzahl von Studien existiert, die für das Gegenteil sprechen (s. o.), sind diese Zahlen höchst alarmierend. Zumal die Autoren explizit nach Erinnerungen fragten, die die Klient:innen vorher noch *nicht* hatten, sondern erst im Verlauf der Therapie „entdeckt" haben, sodass es hier nicht um Fälle des zweitweisen Nicht-*Berichtens* von kontinuierlich vorhandenen Erinnerungen geht.

Natürlich ist die *ground truth* der Erinnerungen auch hier unbekannt, das heißt, wir können nicht sicher wissen, ob das „wiedererinnerte" Ereignis nun stattgefunden hat oder nicht. Aber aufgrund der Tatsache, dass die Versuchspersonen selbst angaben, vorher keine Erinnerungen an die wiederentdeckten Ereignisse gehabt zu haben und anhand weiterer Forschung zu Suggestion (vgl. Kap. 7) drängt sich hier unmittelbar die Möglichkeit auf, dass es sich bei den in der Therapie „entdeckten" Erinnerungen um *falsche* Erinnerungen handelt. Falsche Erinnerungen, die den Klient:innen vonseiten der Therapeut:innen suggeriert wurden. Dass so etwas möglich ist, ergibt sich aus dreierlei Quellen wissenschaftlicher Evidenz: (1) Laborstudien zur Suggestion falscher Erinnerungen, (2) Studien mit sogenannten *Retractors* – das sind Personen, die frühere Anschuldigungen bzgl. eines Missbrauchs später „zurückgezogen" haben, weil sie zu der Überzeugung gelangt sind, dass die Erinnerungen falsch sind und ihnen eingeredet wurden, und (3) Studien zur rituellen sexuellen Gewalt mit *mind control*. Auf alle drei Quellen werde ich im Folgenden näher eingehen, ehe ich anschließend herausarbeiten werde, warum das Suggestionspotenzial im therapeutischen Kontext besonders hoch ist, denn auch

wenn der therapeutische Kontext keineswegs der einzige ist, in dem es zur Suggestion falscher Erinnerungen kommen kann (Dodier und Patihis 2020), so ist er doch
einer, der aus verschiedenen Gründen besonders gefährdet ist (vgl. auch Lief und
Fetkewicz 1995).

7.1 Laborstudien

Es gibt bereits mehrere wissenschaftliche Studien, die wiederholt demonstriert haben, dass man gesunden, erwachsenen Menschen falsche Erinnerungen an tatsächlich nicht erlebte Ereignisse suggerieren kann (z. B. Hyman und Billings 1998; Lindsay et al. 2004; Murphy et al. 2023; Porter et al. 1999; Wade et al. 2002). Eine Analyse der Erinnerungsberichte von 423 Versuchspersonen aus insgesamt acht Studien ergab, dass insgesamt 30,4 % der Versuchspersonen falsche Erinnerungen an nicht erlebte Ereignisse entwickelt hatten, während weitere 23 % zwar keine falschen Erinnerungen aufwiesen, jedoch zu der falschen Überzeugung gelangt waren, das nicht erlebte Ereignis habe tatsächlich stattgefunden (Scoboria et al. 2017). Um einen tieferen Einblick in diese Art von Forschung zu geben und auch aufzuzeigen, dass die Gefahr sogar noch größer sein könnte, soll hier exemplarisch eine eigene Studie dargestellt werden, in der über die Hälfte der Versuchspersonen falsche autobiografische Erinnerungen entwickelt haben (Oeberst et al. 2021; vgl. auch Wachendörfer et al. 2025).

Nachdem unser Projekt von einer Ethikkommission abgesegnet worden war, rekrutierten wir 52 erwachsene Versuchspersonen, die nicht Psychologie studierten, für eine Studie zum Thema „Kindheitserinnerungen" (41 weiblich, 11 männlich, durchschnittliches Alter: 22,8 Jahre). Im nächsten Schritt kontaktierten wir die Eltern der Versuchspersonen und klärten sie über unser tatsächliches Studienziel auf. Das heißt, die Eltern wurden darin eingeweiht, dass unser Ziel war, falsche Erinnerungen zu suggerieren und diese Suggestion auch wieder rückgängig zu machen. Die Versuchspersonen wurden darüber selbstverständlich *nicht* informiert, da dies das gesamte Unterfangen sonst unterminiert hätte. Darüber hinaus wurden die El-

© Der/die Autor(en), exklusiv lizenziert an Springer-Verlag GmbH, DE, ein Teil von Springer Nature 2026
A. Oeberst, *Zur Belastbarkeit und Suggerierbarkeit von Erinnerungen*, essentials, https://doi.org/10.1007/978-3-662-72971-7_7

tern gebeten, ihren Kindern nichts von dem tatsächlichen Studienziel zu verraten und beide Seiten (Eltern und Kinder) wurden gebeten, über die Dauer der Studie hinweg nicht über die Studie zu sprechen. In einem Elternfragebogen teilten uns die Eltern zu verschiedenen negativen Ereignissen (z. B. Verletzung, Unfall, medizinischer Eingriff, verloren gegangen zu sein bzw. abgehauen zu sein) mit, ob ihre Kinder diese im Alter zwischen 4 und 14 erlebt hatten oder nicht. Darüber hinaus wurden sie gebeten, zwei Ereignisse zu berichten, die ihre Kinder *sicher nicht* erlebt hatten, die aber durchaus plausibel gewesen wären. Dies war eine wesentliche Abänderung zu einigen vorherigen Studien, in denen identische Ereignisse für alle Versuchspersonen verwendet worden waren (z. B. Tod eines Haustieres), die aber für manche äußerst unplausibel waren (weil sie z. B. nie ein Haustier hatten). Unplausible Ereignisse und Details sind jedoch weniger leicht suggerierbar (Pezdek et al. 1997).

So wurden für jede Versuchsperson vier Ereignisse zusammengestellt: zwei Ereignisse, die sie zwischen ihrem 4.–14. Lebensjahr tatsächlich *nicht* erlebt hatten („falsche Ereignisse") und zwei Ereignisse, die sie in dem Zeitraum sehr wohl erlebt hatten („wahre Ereignisse"). Zu diesen vier Ereignissen wurden sie dann in drei Interviews im Abstand von je einer Woche befragt.[1] In jedem der drei Interviews wurde den Versuchspersonen dann jedes der vier Ereignisse kurz so vorgegeben, als sei es geschehen (z. B. „Deine Eltern haben angegeben, dass du mit 12 Jahren im Italienurlaub verloren gegangen bist")[2] und die Versuchspersonen zunächst offen und dann mit weiterführenden offenen Fragen zu ihren Erinnerungen an das Ereignis befragt. Sprich, die Versuchspersonen wurden gebeten, alles dazu zu berichten, woran sie sich erinnern konnten. Die vier Ereignisse wurden so in jeder Interviewsitzung nacheinander nach derselben standardisierten Prozedur durchgegangen und die Antworten der Proband:innen aufgezeichnet. Begonnen wurde immer mit einem wahren Ereignis, worauf ein falsches Ereignis folgte. Die Reihenfolge des zweiten wahren und zweiten falschen Ereignisses wurde zufällig bestimmt. Für diese letzten zwei Ereignisse wurden darüber hinaus weitere Befragungstechniken angewendet, von denen wir wissen, dass sie im Falle nicht erlebter Ereignisse die Suggestion dieser Ereignisse fördern (= „massive Suggestionsbedingung" – im Vergleich zur „minimalen Suggestionsbedingung" davor). Beispielsweise wurden die Proband:innen hier ermuntert, sich mehr Zeit zu nehmen

---

[1] Nach dem dritten suggestiven Interview fanden in derselben Sitzung noch zwei weitere statt, in denen versucht wurde, die falschen Erinnerungen wieder rückgängig zu machen. Da es hier jedoch um die Suggerierbarkeit von Erinnerungen geht, wird dieser Teil der Studie hier weggelassen.

[2] Dies stellt hauptsächlich die Suggestion im Falle nicht erlebter Ereignisse dar.

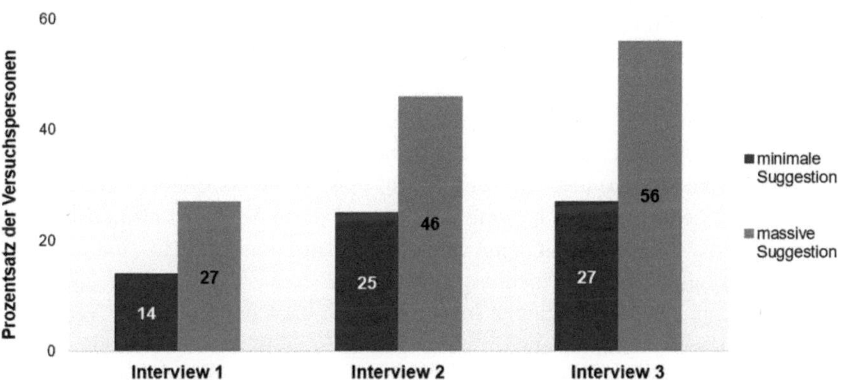

Abb. 7.1 Prozentsatz von Versuchspersonen, die falsche Erinnerungen aufwiesen – aufgeschlüsselt nach Interview und Suggestionsbedingung. (Minimal, massiv)

oder auch angeleitet, sich in den Kontext (z. B. des Urlaubs) hineinzuversetzen und sich diesen mental bildlich vorzustellen. Sie wurden außerdem positiv bestärkt, wenn sie etwas berichteten und zudem gebeten, auch in der Woche zwischen den Interviews zu versuchen, sich an das Ereignis zu erinnern.

Um Erwartungseffekte zu vermeiden, wusste der Interviewer dabei weder, welche Ereignisse die Versuchspersonen tatsächlich erlebt hatten und welche nicht, noch war er über das konkrete Untersuchungsdesign (mit den zwei wahren plus zwei falschen Ereignissen pro Versuchsperson) informiert. Wie sich in Abb. 7.1 erkennen lässt, hatten am Ende dieser Phase 56 % der Versuchspersonen in der Bedingung mit massiver Suggestion eine falsche Erinnerung entwickelt. In der Bedingung mit nur minimaler Suggestion waren dies hingegen deutlich weniger (27 %). Wie haben wir dies festgestellt? Die Erinnerungsberichte wurden zwei geschulten Kodierern zur Einschätzung gegeben. Beide waren über die Forschungsfrage nicht informiert und wussten weder von den Experimentalbedingungen noch welche Ereignisse erlebt und welche suggeriert waren. Sie klassifizierten alles, was von den Proband:innen in einem Interview zu einem Ereignis gesagt wurde, anhand eines Kodierschemas, das wir in Anlehnung an Scoboria et al. (2017) entwickelt hatten, indem sie diese Aussagen eine der folgenden sechs Kategorien zuordneten: (1) Ablehnung des Ereignisses, (2) keine Erinnerung an das Ereignis, (3) Akzeptanz des Ereignisses (i. e., die Überzeugung, es habe stattgefunden, ohne jedoch Erinnerungen daran zu haben), (4), „partielle" Erinnerung (Akzeptanz des Ereignisses und Bericht eines zusätzlichen Details), (5) „volle" Erinnerung (Akzeptanz des Ereignisses und Bericht von 2–5 zusätzlichen Details), (6) „robuste" Erinnerung

(Akzeptanz des Ereignisses und mehr als 5 zusätzliche Details). Wichtig ist hierbei, dass für die Klassifikation als Erinnerung, die Proband:innen Details angeben mussten, die ihnen *nicht* von dem Interviewer vorgegeben waren, und die spezifisch für das Ereignis waren (also nicht z. B. allgemeine Informationen, die auch unabhängig von dem Ereignis bekannt waren) und auch als Erinnerung (vs. z. B. reine Spekulation) berichtet wurden. Im Falle von nicht erlebten Ereignissen stellten als „Erinnerung" (d. h. Stufe 4–6) klassifizierte Aussagen also falsche Erinnerungen dar. Abb. 7.1 stellt den Anteil von Proband:innen dar, die eine partielle, volle oder robuste falsche Erinnerung aufwiesen.

In nur drei Interviewsitzungen haben wir also über die Hälfte der Versuchspersonen dazu gebracht, falsche Erinnerungen an Ereignisse zu entwickeln, die ihnen – gemäß den Angaben ihrer Eltern – nie passiert sind. Dabei sei betont, dass es sich bei unseren Versuchspersonen um psychisch unauffällige Erwachsene handelte. Erwähnenswert ist auch, dass sich die wahren Erinnerungen über alle Interviews hinweg tatsächlich nur kaum veränderten (Oeberst et al. 2021).

Nun kann man einwenden, dass wir eine **besonders suggestible Situation** hergestellt haben: Immerhin haben wir darauf gebaut, dass wir als Wissenschaftler:innen als grundsätzlich eher glaubwürdig angesehen werden. Vor allem aber haben wir uns mit den Eltern quasi die Expert:innen für die Kindheit unserer Proband:innen ins Boot geholt und konnten somit natürlich eine besonders glaubwürdige Behauptung aufstellen (etwas sei geschehen). Gleichzeitig kann sich die Konstellation in Verhören oder **auch in Therapie-/Beratungskontexten** durchaus ähnlich darstellen, denn hier sind ebenfalls Personen mit Autoritätsstatus und Expertise am Werk, denen typischerweise eine hohe Glaubwürdigkeit zugeschrieben wird. Hinzu kommt zudem noch, dass das Gegenüber in beiden Kontexten besonders vulnerabel ist – in einem Verhör beispielsweise, weil es um gravierende Vorwürfe und auch Konsequenzen für die eigene oder auch andere Personen geht; in einer Therapie, weil die Person üblicherweise unter einem bestimmten Leidensdruck steht und auf der Suche nach Erklärungen und Lösungen für ihre aktuellen Probleme ist. Insbesondere, wenn dann noch die Überzeugung an verdrängte Traumata vorliegt sowie der Glaube, diese müssten „ins Bewusstsein geholt" werden, um eine Besserung/Genesung zu erzielen, besteht die Gefahr, dass dies zu einer Entwicklung falscher Erinnerungen führt (Ceci und Loftus 1994; Sonnicksen 2025). **Das macht den therapeutischen Kontext zu einem mit besonders hohem Suggestionspotenzial.** Denn im Kern führen sie zu derselben Erwartungshaltung, wie sie in Laborstudien erzeugt wurden: Die Erwartung, da müsse etwas gewesen sein, und die Erwartung, die Person werde sich (mit etwas Hilfe) daran erinnern können. Besteht eine solche Erwartung, ist es wahrscheinlich, dass Therapeut:innen diese Möglichkeit früher oder später in der Therapie aufbringen und mit ihren

Klient:innen diskutieren. Und wie sich in der Studie von Patihis und Pendergrast (2019, s. Abb. 6.1) gezeigt hatte, führte dies in circa der Hälfte der Fälle dazu, dass die Klient:innen „Erinnerungen" an Missbrauch während der Therapie „wiederentdeckten" – obwohl sie vorher keinerlei solche Erinnerungen an einen Missbrauch hatten.

Gleichzeitig kann eingewendet werden, dass in den Laborstudien keine Erinnerungen an *traumatische* Ereignisse suggeriert werden. Dies ist absolut korrekt und auch aus ethischen Gründen sogar notwendig. So ist es ethisch nicht vertretbar, Versuchspersonen beispielsweise Missbrauchserinnerungen zu suggerieren. Solche Laborstudien kann und wird es dementsprechend niemals geben, und zwar aus guten Gründen. Die ethisch noch vertretbare maximal mögliche Annäherung besteht darin, Proband:innen Erinnerungen an negative und oft auch bedeutsame Ereignisse zu suggerieren – so wie in der beschriebenen Studie aus meiner Forschungsgruppe (z. B. als Kind verloren gegangen zu sein; einen Unfall/eine Verletzung erlebt zu haben; Loftus und Pickrell 1995; Oeberst et al. 2021; Polizeikontakt; Shaw und Porter 2015). Die zentrale Frage ist dann, ob sich die Erkenntnisse aus der Laborforschung zur Suggestion negativer Erinnerungen auf die Suggestion traumatischer Erinnerungen übertragen lassen. Hierzu können die Studien zu den sogenannten *Retractors* hilfreiche Informationen liefern.

7.2 *Retractor*-Berichte

Unter *Retractors* versteht man in der gedächtnispsychologischen Forschung Personen, die frühere Anschuldigungen bzgl. Missbrauch später zurückziehen (englisch: *retract*), weil sie zu der Überzeugung gelangt sind, die Erinnerung an den Missbrauch sei eine falsche (z. B. de Rivera 1997; Lief und Fetkewicz 1995; Ofshe und Watters 1994; Ost 2017). Zwar ist auch in diesen Fällen die *ground truth* unklar, denn es gibt keinerlei Sicherheit darüber, was tatsächlich stattgefunden hat und was nicht. Es gibt jedoch eine Reihe von Gründen, die dafürsprechen, dass es sich um suggerierte falsche Erinnerungen handelt – bzw. lassen sich falsche Erinnerungen in den meisten Fällen nicht als Erklärung ausschließen: Erstens fanden sich immer wieder Belege dafür, dass die Erinnerungen eindeutig falsch oder aber zumindest stark anzuzweifeln waren (z. B. de Rivera 1997; Li et al. 2023; Pendergrast 1995). Darunter sind auch solche Fälle zu zählen, welche ursprünglich angegeben hatten, der Missbrauch habe noch vor dem zweiten Lebensjahr begonnen (Lief und Fetkewicz 1995), da sich Menschen an diesen Zeitraum nicht erinnern können (vgl. Kap. 2).

Zweitens berichten die *Retractors* regelmäßig über Suggestion, welche der „Entdeckung" der Erinnerungen, die sie später für falsch hielten, vorausging. So gaben viele an, problematische Ratgeber wie die oben genannten gelesen zu haben (z. B. Goldstein und Farmer 1993; Lief und Fetkewicz 1995; Pendergrast 1995). Ebenso wurden insbesondere im therapeutischen Kontext verschiedene Techniken verwendet, die in Abwesenheit von zuvor berichteten Erinnerungen eindeutig als suggestiv zu bewerten sind (Brewin und Andrews 2017; Ceci und Loftus 1994; Garven et al. 1998; Lindner und Echterhoff 2015; Sharman und Scoboria 2009; Sonnicksen 2025), wie Hypnose, Visualisierungen, Rollenspiele, positive und negative Verstärkung von *bestimmten* Aussagen und sozialer Druck, beispielsweise bestimmte Erinnerungen zu „liefern" (de Rivera 1997; Goldstein und Farmer 1993; Lief und Fetkewicz 1995; Pendergrast 1995). Viele dieser *Retractors* wurden skeptisch bzgl. der eigenen Erinnerungen, nachdem sie von dem Thema falsche Erinnerungen erfahren hatten (de Rivera 1997; Goldstein und Farmer 1993; Pendergrast 1995).

Dennoch bleibt bei diesen Fällen immer eine gewisse Restunsicherheit bestehen, da die *ground truth* unbekannt ist. Hierfür bieten die vorher beschriebenen Laborstudien aber wiederum eine gute Ergänzung, da diese unter kontrollierten Bedingungen durchgeführt wurden und zeigen, wie innerhalb von nur 2–3 Sitzungen einem substanziellen Anteil der Versuchspersonen falsche Erinnerungen an tatsächlich nicht erlebte Ereignisse suggeriert werden können. Hier gibt es zumindest die Angaben der Eltern als Außenkriterium dafür, was geschehen ist und was nicht. Nun können sich Eltern gelegentlich auch irren, aber es ist sicherlich unwahrscheinlich, dass dies sämtliche Fälle von im Labor erzeugten falschen Erinnerungen erklärt – zumal unsere Studien auch zeigten, dass die Proband:innen nach verschiedenen Gegenmaßnahmen auch häufig selbst nicht mehr an die suggerierten Erinnerungen und Ereignisse glaubten (Oeberst et al. 2021; Wachendörfer et al. 2025). Darüber hinaus haben manche Laborstudien die *ground truth* auch noch eindeutiger sichergestellt – indem sie beispielsweise Familienfotos manipulierten (z. B. Wade et al. 2002), oder aber auch bizarre (Thomas und Loftus 2002) oder gar eindeutig unmögliche Ereignisse suggerierten (Braun et al. 2002). Von daher lässt sich mit Zuversicht zusammenfassen, dass es in nur wenigen Sitzungen möglich ist, einem substanziellen Prozentsatz von Menschen Erinnerungen an ein tatsächlich nicht erlebtes Ereignis zu suggerieren. Da es im therapeutischen Kontext häufig zu deutlich mehr Sitzungen kommt (s. a. Abschn. 7.3), würde ein suggestives Vorgehen hier somit noch wahrscheinlicher zu falschen Erinnerungen führen. Und die *Retractor*-Studien deuten wiederum darauf hin, dass auch eine Suggestion von traumatischen Ereignissen wie sexuellem Missbrauch möglich ist.

7.3   Ritueller sexueller Missbrauch mit *mind control*

Im Folgenden werde ich argumentieren, dass auch Berichte zu rituellem sexuellem Missbrauch mit *mind control* dafürsprechen, dass die Suggestion von traumatischen Ereignissen wie schwerster sexueller Missbrauch möglich ist, da auch viele dieser Fälle nach aktuellem Wissensstand am ehesten als falsche Erinnerungen einzustufen sind. Aber lassen Sie mich dies näher ausführen.

In den vergangenen Jahren sind unterschiedliche Veröffentlichungen zum Thema Rituelle sexuelle Gewalt (mit Mind Control) erschienen. Eine davon ist Nick et al. (2018), welche darunter spezifische Formen der Bewusstseinsspaltung und Bewusstseinsmanipulation verstehen. Sie gehen davon aus, dass durch die Anwendung extremer Gewalt in der Kindheit und Jugend die Persönlichkeit in Anteile aufgespalten wurde, damit diese Anteile gezielt von den Tätern trainiert und ausgenutzt werden können. Für dieses Phänomen gibt es bislang nur zwei Arten von Quellen: Berichte von selbst-definierten Betroffenen (z. B. Behrendt et al. 2020; Nick et al. 2018; Schröder et al. 2020) und Studien mit psychosozialen Fachkräften bzw. Therapeut:innen, die angeben, mit solchen Betroffenen zu tun zu haben (z. B. Kownatzki et al. 2012; Nick et al. 2021). Objektive Beweise für die berichteten Straftaten fanden sich trotz durchaus intensiver Ermittlungen seitens der Polizei in verschiedenen Ländern hingegen nicht (vgl. Hahn 2019; Lanning 1991; Rijksoverheid 2022). Letzteres ist insbesondere deshalb bemerkenswert, da die Berichte häufig eine Vielzahl von Taten und Täter:innen über längere Zeiträume beinhalteten und es zudem um Taten ging, die eine Vielzahl forensischer Spuren hinterlassen haben sollten.

Da die Berichte von Therapeut:innen wenig Aufschluss über das Phänomen selbst geben, soll hier im Folgenden auf die Betroffenenberichte fokussiert werden. Diese sind in mindestens zweierlei Hinsicht problematisch: Häufig geben die selbst-definierten Betroffenen an, der rituelle sexuelle Missbrauch habe innerhalb der ersten zwei Lebensjahre angefangen (z. B. Nick et al. 2018). Aufgrund der frühkindlichen Amnesie ist anzuzweifeln, dass diese Angaben auf eigenen Erinnerungen beruhen können. Allerdings könnten auch andere Personen den selbst-definierten Betroffenen diesen Beginn später mitgeteilt haben. Hier kommt allerdings noch die zweite Problematik mit ins Spiel: Die selbst-definierten Betroffenen gaben an, dass ihnen der rituelle sexuelle Missbrauch durchschnittlich erst in einem Alter von 28,5 Jahren „bewusst geworden" sei (Nick et al. 2018). Leider ist diese Formulierung uneindeutig, da sie keine genauen Angaben zu Erinnerungen macht, aber eine eigene Auswertung der Berichte von 50 selbst-definierten Betroffenen von rituellem sexuellen Missbrauch von der Seite 50voices.org zeigt deutliche

Parallelen auf und ist darüber hinaus informativer hinsichtlich der Erinnerungen: Im Durchschnitt konnten sich die Betroffenen erst mit 35 Jahren an den rituellen sexuellen Missbrauch erinnern. Aber gleichzeitig gaben auch sie an, dass der Missbrauch durchschnittlich mit 2 Jahren angefangen habe. Der Median liegt bei dieser Angabe sogar bei null – dies bedeutet, dass (mindestens) die Hälfte der Personen angab, der Missbrauch habe schon mit Null (also im ersten Lebensjahr) begonnen. Auch diese Angaben können wieder nicht auf eigenen Erinnerungen beruhen (vgl. auch Herzog et al. 2025a; Mokros et al. 2024): Erstens spricht die frühkindliche Amnesie dagegen, zweitens fehlt es an überzeugender Evidenz dafür, dass solche Erinnerungen verdrängt wurden oder auch durch dissoziative Amnesien erklärt werden könnten (s. o.). Zudem spricht auch der aktuelle Forschungsstand zur Dissoziativen Identitätsstörung gegen eine mögliche Erklärung für die Betroffenenberichte, denn einzelne Identitäten können sich sehr wohl an die Erlebnisse anderer Identitäten erinnern (für einen Überblick s. Herzog et al. 2025b). Bemerkenswert ist in diesem Zusammenhang auch, dass die selbst-definierten Betroffenen häufig lange in Therapie waren/sind: Nick et al. (2018) berichten von durchschnittlich 369 Therapiesitzungen. Während die Suggestionsphase in Laborstudien also nur 2–3 Sitzungen umfasste, kann sie sich im therapeutischen Kontext über einen deutlich längeren Zeitraum erstrecken (Ceci und Loftus 1994; Garven et al. 1998; Pendergrast 1995). Sonnicksen (2025) zeigte sogar, dass Erinnerungen an rituellen sexuellen Missbrauch überproportional häufig erst in Therapien entstanden. Somit drängt sich als Alternativerklärung für die Betroffenenberichte die Möglichkeit suggerierter falscher Erinnerungen auf (Imhoff et al. 2024; Mokros et al. 2024) – was auch mit der Tatsache im Einklang wäre, dass es keinerlei forensische Beweise für das Phänomen gibt. Dies führte auch zu einer Stellungnahme seitens der Deutschen Gesellschaft für Psychologie[3] – welche „erhebliche Zweifel an der Belastbarkeit der Befunde" zur rituellen sexuellen Gewalt kundtat.

Während Laborstudien also demonstrieren, dass falsche Erinnerungen an nicht erlebte Ereignisse suggerierbar sind, legen die *Retractor*-Studien sowie aktuelle Erkenntnisse zu rituellem sexuellem Missbrauch nahe, dass dies auch für (schwerste) traumatische Ereignisse gelten kann. Somit besteht durchaus die Gefahr, dass es sich bei „wiederentdeckten" Erinnerungen – wie z. B. in der Studie von Patihis und Pendergrast (2019) im therapeutischen Kontext dokumentiert – um falsche Erinnerungen handeln könnte. Und die Ergebnisse legen ebenso nahe, dass es prinzipiell möglich ist, dass es sich bei „Wilkomirski" um falsche Erinnerungen gehandelt haben könnte.

---

[3] https://www.bdp-verband.de/fileadmin/user_upload/BDP/website/media/Anlage_2_Stellungnahme_DGPs_FachgruppeRechtspsychologie.pdf (abgerufen am 31.7.2025).

An dieser Stelle scheint aber noch einmal eine Unterscheidung verschiedener „wiederentdeckter" Erinnerungen wichtig, wie im Folgenden Abschnitt kurz ausgeführt wird.

7.4 Spontanes, vollständiges Wiedererinnern vs. aufwendiges Rekonstruieren

Im Beitrag bisher lag der Fokus auf dem Fall, dass Menschen zunächst keine Erinnerungen an ein Ereignis besitzen, sondern diese erst in einem längeren Prozess „wieder zugänglich" gemacht wurden – so wie es beispielsweise bei „Wilkomirski" in den zweieinhalb Jahren Therapie war. In diesem Fall spricht man in der Forschung von „diskontinuierlichen" Erinnerungen – da diese Erinnerungen nicht kontinuierlich bestanden (Sonnicksen 2025). Und für genau diese Konstellation besteht die außerordentliche Gefahr suggerierter falscher Erinnerungen: Wie bereits ausgeführt, wäre zu erwarten, dass sich Menschen regelmäßig an erlebte traumatische Ereignisse erinnern.[4] Mit anderen Worten, man würde in diesem Fall eine „kontinuierliche" Erinnerung erwarten. Dies schließt keineswegs aus, dass die Erinnerung auch einmal in den Hintergrund geraten kann oder zwischenzeitlich kurz „vergessen" wurde, aber in solchen Fällen kam es anschließend immer zu einem spontanen und vor allem vollständigen Wiedererinnern (Geraerts et al. 2007, 2009) – zumal die Personen klar angaben, sich auch früher schon an das Ereignis erinnert zu haben (also nicht behaupteten, es verdrängt o. ä. zu haben). Nicht zuletzt zeigt die Forschung, dass solche spontan und vollständig wiedererinnerten Ereignisse häufig durch externe Informationen bestätigt werden konnten (Geraerts et al. 2007, 2009). Spontane, vollständige Wiedererinnerungen sind somit sehr gut mit dem aktuellen Wissensstand der Gedächtnisforschung vereinbar, sodass sich hieraus keine Zweifel an der Glaubhaftigkeit der Angaben ergeben.

Ganz anders sieht es jedoch mit dem langsamen und aufwendigen Rekonstruieren von Erinnerungen aus, die vorher nicht bestanden. Dieser aufwendigen Rekonstruktion ging häufig auch eine gezielte Suche nach solchen Erinnerungen voraus. Hier besteht die akute Gefahr, dass falsche Erinnerungen suggeriert wurden. Schließlich müssen diese auch erst entwickelt werden, weil sie nicht auf Basis eines Erlebnisses abgespeichert wurden. Zudem geben die Betroffenen auch selbst oft an, dass sie vorher keine Erinnerungen hatten, weil diese „verdrängt" oder

---

[4] Dies gilt für die Zeit außerhalb der frühkindlichen Amnesie; sollte jedoch ein traumatisches Ereignis innerhalb der Phase der frühkindlichen Amnesie geschehen sein, besteht ohnehin keine Möglichkeit mehr, autobiografische Erinnerungen daran abzurufen.

„abgespalten" waren (z. B. Sonnicksen 2025). Und tatsächlich zeigt die Forschung zu solchen diskontinuierlichen Erinnerungen, dass diesen sehr häufig Suggestion – oft im therapeutischen Kontext – vorausging (Sonnicksen 2025) und dass diese diskontinuierlichen „Wiedererinnerungen" häufig nicht durch externe Informationen bestätigt werden (Geraerts et al. 2007, 2009), also anzuzweifeln sind.

▶   **Wichtig**   Erinnerungen, die also erst gesucht und (mühsam) rekonstruiert werden mussten, sind dementsprechend kritisch zu betrachten – hier besteht die akute Gefahr falscher Erinnerungen.

Zusammenfassend lässt sich festhalten, dass es durchaus eine Form der Wiedererinnerung gibt, die mit gedächtnispsychologischen Erkenntnissen kompatibel ist – wenn diese spontan und vollständig wieder aus dem Gedächtnis abrufbar ist, wenn der Wiedererinnerung kein aufwendiger Prozess der Suche und Rekonstruktion vorausging, und wenn die Personen selbst angeben, sie hätten sich auch früher bereits daran erinnern können. Demgegenüber sind Erinnerungen, die zunächst nicht vorlagen, weil sie vermeintlich „verdrängt" oder „abgespalten" waren und dementsprechend erst gesucht und (oft mit therapeutischer Hilfe) rekonstruiert werden mussten, kritisch zu betrachten: Hier können falsche Erinnerungen nicht ausgeschlossen werden.

Die Ähnlichkeit wahrer und falscher Erinnerungen 8

Das Problem falscher Erinnerungen liegt nicht nur in deren überraschend leichter Suggerierbarkeit. Hinzu kommt auch noch, dass sich falsche Erinnerungen kaum von wahren unterscheiden. Dies ist jedoch eine relativ neue Erkenntnis und häufig bestehen auch hierzu falsche Vorstellungen. „Wilkomirskis" Psychotherapeutin war beispielsweise davon überzeugt, dass sie aufgrund ihrer 20-jährigen Praxiserfahrung klar zwischen authentischen und nur vermeintlich realen Erfahrungen unterscheiden könne (Mächler 2000). Psychotherapeut:innen mit einer ähnlichen Überzeugung könnten sich in der Praxis ebenso sicher fühlen, dass falsche Erinnerungen kein Problem bei ihnen seien, da sie diese ja erkennen würden. Tatsächlich stellt aktuelle Forschung diese Überzeugungen jedoch stark infrage (Wachendörfer und Oeberst 2023): In einem Überblick über die wissenschaftliche Literatur stellte sich heraus, dass sich wahre und falsche autobiografische Erinnerungen äußerst ähnlich sind, und zwar sowohl im subjektiven Erleben, als auch in den Berichten darüber. Nur für vereinzelte Variablen (6 aus 131) fanden sich signifikante und robuste Unterschiede. Ein Beispiel stellt die subjektive Sicherheit der Versuchspersonen dar: Hier zeigte sich, dass sie sich bei wahren Erinnerungen signifikant sicherer waren. Aber dennoch war der Bereich, in dem sich beide Kurven überlappen – die der wahren und die der falschen Erinnerungen – so hoch, dass sich selbst diese Variablen nicht für eine zuverlässige Identifikation von falschen Erinnerungen eignen – insbesondere nicht im Einzelfall.

Dies ist insofern bemerkenswert, als dass die zusammengefasste Forschung aus kontrollierten wissenschaftlichen (meist: Labor-)Studien bestand. Unter diesen Bedingungen wird die Suggestionsphase aus ethischen Gründen relativ kurz gehalten: Häufig sind es nur 2–3 Sitzungen innerhalb von 1–2 Wochen, in denen die Forschenden versuchen, den Proband:innen falsche Erinnerungen zu suggerieren

A. Oeberst, *Zur Belastbarkeit und Suggerierbarkeit von Erinnerungen*, essentials, https://doi.org/10.1007/978-3-662-72971-7_8

(s. Abschn. 7.1). Dabei zeigt sich regelmäßig, dass falsche Erinnerungen und deren Qualität mit zunehmender Anzahl von Sitzungen zunehmen (z. B. Oeberst et al. 2021; Vgl. Abb. 7.1). Wenn also bereits unter diesen Umständen nur noch vereinzelte – und wenig diagnostische – Unterschiede zwischen falschen und wahren Erinnerungen gefunden werden können, ist durchaus wahrscheinlich, dass auch diese Unterschiede verschwinden, sobald die Phase der Suggestion länger ist. Gerade dies ist aber in der realen Welt umso wahrscheinlicher: Im Fall von „Wilkomirski" gab die Psychotherapeutin an, zweieinhalb Jahren lang mit „Wilkomirski" daran gearbeitet zu haben, seine Erinnerungen wieder zugänglich zu machen. Ebenso sind die durchschnittlich 369 Therapiesitzungen zu bedenken, die Nick und Kolleg:innen (2018) berichten (vgl. auch Sonnicksen 2025).

▶ **Wichtig** Aktuell gibt es demnach keine Indikatoren, anhand derer man falsche und wahre Erinnerungen zuverlässig und korrekt voneinander unterscheiden könnte.

Wenn überhaupt, so ist es der Entstehungsprozess, der sich unterscheidet: Während wahre Erinnerungen nach dem Erlebnis aus dem Gedächtnis abrufbar sind, müssen falsche Erinnerungen sich erst entwickeln – und zumeist geht dieser Entwicklung eine Form suggestiven Einflusses voraus (Autosuggestion/Fremdsuggestion).

Wie wichtig ist die Wahrheit?

In dem Film „W. Was von der Lüge bleibt" sagt „Wilkomirski" Jahrzehnte nach dem Auffliegen seiner falschen Autobiografie, dass das Leiden, die Verletzungen und die Traumatisierung dieselben seien – ob nun in einem Konzentrationslager oder in einem Schweizer Waisenhaus. Ein misshandeltes Kind sei ein misshandeltes Kind. Dass „Wilkomirski" keine einfache und glückliche Kindheit gehabt haben mag, scheint sich aus den objektivierbaren Fakten durchaus zu ergeben: Seine Mutter durfte ihn nicht behalten, er kam in Heimen unter und auch bei einer Schweizer Bauernfamilie, in der er offenbar geschlagen wurde. Dies jedoch mit dem Leid der Holocaustüberlebenden gleichzusetzen ist anmaßend und kann auch als eine Relativierung des Holocaust verstanden werden. Zumal „Wilkomirski" in seinem Buch verschiedene Horrorgeschichten beschreibt: Er gibt nicht nur an, die Ermordung seines Vaters bezeugt zu haben, sondern auch, dass medizinische Experimente an ihm durchgeführt worden seien; er berichtet von Stapeln von Leichen und einem letzten Treffen mit seiner sterbenden Mutter im Lager. All dies gab er als seine Erinnerungen aus. Nichts davon stimmt. „Wilkomirskis" Aussage macht aber deutlich, dass es seine **subjektive Wahrheit** ist. Er sagt in dem Film auch, dass man in seinem Leben spüren müsse, wo „das Herz am stärksten sei" und dort sei die eigene Wahrheit. Und dort müsse man bleiben. Mit dieser Überzeugung ist er nicht alleine. Nicht nur, weil es heutzutage häufig um „gefühlte Wahrheiten" geht. Ganz konkret hatten 42 % der von Schemmel et al. (2024) befragten Psychotherapeut:innen angegeben, dass es (eher) unwichtig sei, ob die aufgedeckten Erinnerungen authentisch seien. Eine solche Haltung ist allerdings aus mehreren Gründen kritisch zu sehen: Da es bei den „wiederentdeckten" Erinnerungen in den meisten Fällen um (Sexual)Straftaten geht, ändert sich für die Klient:innen häufig ihre ganze Sicht auf ihr bisheriges Leben. Wenn also Klient:innen beispielsweise

A. Oeberst, *Zur Belastbarkeit und Suggerierbarkeit von Erinnerungen*, essentials, https://doi.org/10.1007/978-3-662-72971-7_9

falsche Erinnerungen an sexuellen Missbrauch entwickeln, sehen sie sich nicht nur als Opfer – es gehören auch Täter dazu. Häufig werden diese im nahen sozialen Umfeld identifiziert (z. B. Familie). In der Folge kommt es oft zu einer sozialen Isolation der Klient:innen, zu einer stärkeren Abhängigkeit von den Therapeut:innen, sowie nicht selten zu einer gravierenden Verschlechterung des Gesundheitszustands der Klient:innen – bis hin zur längerfristigen Arbeitsunfähigkeit (de Rivera 1997; Goldstein und Farmer 1993; Lie et al. 2023; Lief und Fetkewitz 1995; Pendergrast 1995; Sonnicksen 2025). Die Konsequenzen betreffen allerdings nicht nur die Klient:innen selbst: Die Kontaktabbrüche betreffen auch die anderen Familienmitglieder und/oder Freunde oder Bekannte. Und spätestens, wenn Vorwürfe gegenüber vermeintlichen Täter:innen und Mitwisser:innen erhoben werden, kann es zur Zerstörung von sozialen Beziehungen kommen (z. B. Sonnicksen 2025) oder gar auch zu strafrechtlichen Ermittlungen und falschen juristischen Verurteilungen oder auch zu nachhaltiger Rufschädigung (vgl. z. B. Montessori-Prozess; Wormser Prozesse; s. Expert:innengruppe „Psychotherapie und Glaubhaftigkeit" im Bundesministerium der Justiz 2024). **Falsche subjektive Wahrheiten können also beträchtliche objektive Folgen haben – und zwar für mehr Personen als nur die Klient:innen.** Von daher ist eine Indifferenz gegenüber der Wahrheit solcher Erinnerungen fatal. Zumal es bei aller Realität des Leidens der Betroffenen einen Unterschied macht, ob sie Opfer sexuellen Missbrauchs geworden sind oder aber Opfer falscher Erinnerungen – und möglicherweise auch Opfer therapeutischen Fehlverhaltens. Von daher ist es wichtig, dass Psychotherapeut:innen sensibilisiert sind für die Möglichkeit falscher Erinnerungen und ihren potenziellen eigenen Beitrag dazu. Zweifelsohne ist davon auszugehen, dass Therapeut:innen grundsätzlich mit besten Absichten handeln und stets das Wohl ihrer Klient:innen im Blick haben. Aber wenn falsche Überzeugungen – wie der Glaube an Verdrängung, die Überzeugung, verdrängte Erinnerungen „hervorholen" zu können, und die Überzeugung, falsche Erinnerungen erkennen zu können – vorliegen, dann können auch beste Absichten zu gravierenden Fehlern mit weit reichenden Konsequenzen führen.

Fazit 10

Die Ausführungen in diesem *essential* verdeutlichen, **dass es keinen guten Grund gibt, nach (traumatischen) Erinnerungen zu suchen, wenn Klient:innen nichts von sich aus berichten und Fragen zu Kindheitstraumata verneinen**, denn

- traumatische Ereignisse außerhalb der frühkindlichen Amnesie werden eher besonders gut im Gedächtnis abgespeichert
- traumatische Ereignisse innerhalb der frühkindlichen Amnesie sind mit *keinerlei* Techniken reliabel und valide „aufdeckbar"
- es besteht die akute Gefahr, falsche Erinnerungen zu suggerieren – gerade im therapeutischen Kontext, wo vulnerable Klient:innen Expert:innen/Autoritätspersonen gegenübersitzen.

Was Sie aus diesem *essential* mitnehmen können

- Gesicherte empirische Erkenntnisse zur frühkindlichen und dissoziativen Amnesie
- Wissenschaftlich fundierte Informationen zur Erinnerung an traumatische Ereignisse und zum Mythos Verdrängung
- Überblick über die Befundlage zur Suggestion (traumatischer) Erinnerungen
- Aufklärung über therapeutische Vorgehensweisen mit Suggestionspotenzial
- Warnsignale für falsche Erinnerungen
- Alternativerklärungen für das Phänomen Ritueller sexueller Gewalt mit *mind control*

A. Oeberst, *Zur Belastbarkeit und Suggerierbarkeit von Erinnerungen*, essentials, https://doi.org/10.1007/978-3-662-72971-7

Literatur

Aakvaag, H. F., Thoresen, S., Wentzel-Larsen, T., Dyb, G., Røysamb, E., & Olff, M. (2016). Broken and guilty since it happened: A population study of trauma-related shame and guilt after violence and sexual abuse. *Journal of Affective Disorders, 204,* 16–23. https://doi.org/10.1016/j.jad.2016.06.004

Adesope, O. O., Trevisan, D. A., & Sundararajan, N. (2017). Rethinking of the use of tests: A meta-analysis of practice testing. *Review of Educational Research, 87,* 659–701. https://doi.org/10.3102/0034654316689306

Akhtar, S., Justice, L. V., Morrison, C. M., & Conway, M. A. (2018). Fictional first memories. *Psychological Science, 29*(10), 1612–1619. https://doi.org/10.1177/0956797618778831

Akhtar, S., Justice, L. V., Morrison, C. M., Conway, M. A., & Howe, M. L. (2019) What are autobiographical memories? A reply to Bauer, Baker-Ward, Krøjgaard, Peterson, and Wang (2019). *Psychological Science, 30*(9), 1400–1402. https://doi.org/10.1177/0956797619868994

Alaggia, R., Collin-Vézina, D., & Lateef, R. (2019). Facilitators and barriers to Child Sexual Abuse (CSA) Disclosures: A research update (2000–2016). *Trauma, Violence, & Abuse, 20*(2), 260–283. https://doi.org/10.1177/1524838017697312

Alyce, S., Taggart, D., & Sweeney, A. (2023). Centring the voices of survivors of child sexual abuse in reearch: an act of hermeneutic justice. *Frontiers in Psychology,14,* 1178141. https://doi.org/10.3389/fpsyg.2023.1178141

Bass, E., & Davis, L. (2008). *Trotz allem. Wege zur Selbstheilung für Frauen, die sexuelle Gewalt erfahren haben.* Berlin: Orlanda Frauenverlag.

Bauer, P. B., Baker-Ward, L., Krøjgaard, P., Peterson, C., & Wang, Q. (2019). Evidence against depiction as fiction: A comment on „fictional first" memories! (Akhtar, Justice, Morrison, & Conway, 2018). Psychological Science, 30(9), 1397–1399. https://doi.org/10.1177/0956797619834510

Behrendt, P., Nick, S., Briken, P. & Schröder, J. (2020). Was ist sexualisierte Gewalt in organisierten und rituellen Strukturen? Eine qualitative Inhaltsanalyse der Erfahrungsberichte von Betroffenen. *Zeitschrift für Sexualforschung, 33,* 76–87. https://doi.org/10.1055/a-1160-3976

Berntsen, D., & Rubin, D. C. (2002). Emotionally charged autobiographical memories across the life span: the recall of happy, sad, traumatic, and involuntary memories. *Psychology and aging, 17*(4), 636–652. https://doi.org/10.1037/0882-7974.17.4.636

Blume, E. S. (1998). *Secret Survivors. Uncovering Incest and its aftereffects in women.* New York: Bellantine Books Inc.

Braun, K. A., Ellis, R., & Loftus, E. F. (2002). Make my memory: How advertising can change our memories of the past. *Psychology & Marketing, 19,* 1–23.

Brewin, C. R., & Andrews, B., (2017). Creating memories for false autobiographical events in childhood. A systematic review. *Applied Cognitive Psychology, 31,* 2–23. https://doi.org/10.1002/acp.3220

Bryant, R. A., O'Donnell, M. L., & Creamer, M. (2013). A multisite analysis of the fluctuating course of Posttraumatic Stress Disorder. *JAMA Psychiatry, 70*(8), 839–846. https://doi.org/10.1001/jamapsychiatry.2013.1137

Carty, J., O'Donnell, M. L. O., & Creamer, M. (2006). Delayed-onset PTSD: A prospective study of injury survivors. *Journal of Affective Disorders, 90,* 257–261. https://doi.org/10.1016/j.jad.2005.11.011

Ceci, S. J., & Loftus, E. F. (1994). 'Memory work': A royal road to false memories?. *Applied Cognitive Psychology, 8*(4), 351–364. https://doi.org/10.1002/acp.2350080405

Christie, N. (1986). The Ideal Victim. In E. A. Fattah (Hrsg.), *From Crime Policy to Victim Policy: Reorienting the Justice System* (S. 17–30). Palgrave Macmillan UK. https://doi.org/10.1007/978-1-349-08305-3_2

Craik, F.I.M. (2010). Levels of processing: Past, present... and future? *Memory, 10*(5), 305–318. https://doi.org/10.1080/09658210244000135

Craik, F.I.M., & Lockhart, R.S. (1972). Levels of processing: A framework for memory research. *Journal of Verbal Learning and Verbal Behavior, 11,* 671–684. https://doi.org/10.1016/S0022-5371(72)80001-X

Crombag, F.M., & Merckelbach, H. L. G. (1997). *Mißbrauch vergisst man nicht. Erinnern und Verdrängen – Fehldiagnosen und Fehlurteile.* Berlin: Verlag Gesundheit.

deRoon-Cassini, T. A., Mancini, A. D., Rusch, M. D., & Bonanno, G. A. (2010). Psychopathology and resilience following traumatic injury: a latent growth mixture model analysis. *Rehabilitation Psychology, 55*(1), 1–11. https://doi.org/10.1037/a0018601

de Rivera, J. (1997). The construction of false memory syndrome: The experience of retractors. *Psychological Inquiry, 8*(4), 271–292. https://doi.org/10.1207/s15327965pli0804_1

deRoon-Cassini, T. A., Mancini, A. D., Rusch, M. D., & Bonanno, G. A. (2010). Psychopathology and Resilience Following Traumatic Injury: A Latent Growth Mixture Model Analysis. *Rehabilitation Psychology, 55*(1), 1–11. https://doi.org/10.1037/a0018601

Diamond, N. B., Armson, M. J., & Levine, B. (2020). The Truth Is Out There: Accuracy in Recall of Verifiable Real-World Events. *Psychological Science, 31*(12), 1544–1556. https://doi.org/10.1177/0956797620954812

Dodier, O., & Patihis, L. (2020). Recovered memories of child abuse outside of therapy. *Applied Cognitive Psychology, 35,* 538–547. https://doi.org/10.1002/acp.3783

Donato, F., Alberini, C. M., Amso, D., Dragoi, G., Dranovsky, A., & Newcombe, N. S. (2021). The ontogeny of Hippocampus-dependent memories. *The Journal of Neuroscience, 41,* 920–926. https://doi.org/10.1523/JNEUROSCI.1651-20.2020

Eth, S., & Pynoos, R. S. (1994). Children who witness the homicide of a parent. *Psychiatry, 57*(4), 287–306. https://doi.org/10.1080/00332747.1994.11024694

Expert:innengruppe „Psychotherapie und Glaubhaftigkeit" im Bundesministerium der Justiz (2024). Praxishinweise zum Verhältnis von Psychotherapie und Strafverfahren. Zugänglich unter https://www.bmjv.de/SharedDocs/Publikationen/DE/Fachpublikationen/Praxishinweise_Psychotherapie.pdf?__blob=publicationFile&v=3

Fawcett, J. M., Russell, E. J., Peace, K. A., & Christie, J. (2013). Of guns and geese: A meta-analytic review of the 'weapon focus' literature. *Psychology, Crime & Law, 19*(1), 35–66. https://doi.org/10.1080/1068316X.2011.599325

Fergusson, D. M., Horwood, L. J., & Woodward, L. J. (2000). The stability of child abuse reports: a longitudinal study of the reporting behaviour of young adults. *Psychological Medicine, 30,* 529–544. https://doi.org/10.1017/S0033291799002111

Friesen, J. P., Campbell, T. H., & Kay, A. C. (2015). The psychological advantage of unfalsifiability: The appeal of untestable religious and political ideologies. *Journal of Personality and Social Psychology, 108*(3), 515–529. https://doi.org/10.1037/pspp0000018

Garven, S., Wood, J. M., Malpass, R. S., & Shaw, J. S. III. (1998). More than suggestion: The effect of interviewing techniques from the McMartin Preschool case. *Journal of Applied Psychology, 83*(3), 347–359. https://doi.org/10.1037/0021-9010.83.3.347

Geraerts, E., Schooler, J. W., Merckelbach, H., Jelicic, M., Hauer, B. J. A., & Ambadar, Z. (2007). The reality of recovered memories: corroborating continuous and discontinuous memories of childhood sexual abuse. *Psychological Science, 18,* 564–568. https://doi.org/10.1111/j.1467-9280.2007.01940.x

Geraerts, E., Lindsay, D. S., Merckelbach, H., Jelicic, M., Raymaekers, L., Arnold, M. M., & Schooler, J. W. (2009). Cognitive mechanisms underlying recovered-memory experiences of childhood sexual abuse. *Psychological Science, 20*(1), 92–98. https://doi.org/10.1111/j.1467-9280.2008.02247.x

Ghetti, S., Goodman, G. S., Eisen, M. L., Qin, J., & Davis, S. L. (2002). Consistency in children's reports of sexual and physical abuse. *Child Abuse & Neglect, 26,* 977–995.

Goldstein, E. C., & Farmer, K. (1993). *True stories of false memories.* Social Issues Resources Series.

Grady, R. B., Miler, Q. C., London, K., & Loftus, E. F. (2025). Who believes in repressed memories? The role of gender, age, and education in a national sample of the United States adults. *Memory.* https://doi.org/10.1080/09658211.2025.2586125

Hahn, A. (2019). Rituelle Gewalt in satanischen Gruppen – ein populärer Mythos? *Materialdienst der EWZ, 7,* 243–250.

Hall, K. J., Fawcett, E. J., Hourihan, K. L., & Fawcett, J. M. (2021). Emotional memories are (usually) harder to forget: A meta-analysis of the item-method directed forgetting literature. *Psychonomic Bulletin & Review, 28*(4), 1313–1326. https://doi.org/10.3758/s13423-021-01914-z

Hayne, H., & Jack, F. (2011). Childhood amnesia. *WIREs Cognitive Science, 2,* 136–145. https://doi.org/10.1002/wcs.107

Herzog, P., Huntjens, R. J. C., Kaiser, T., & Volbert, R. (2025a). Rituelle Gewalt als Form organisierter Kriminalität auf dem wissenschaftlichen Prüfstand: Wo endet die Realität und wo beginnt die Fiktion? *Psychotherapeutenjournal, 1,* 126–138.

Herzog, P., Kaiser, T., & Huntjens, R. J. C. (2025b). Von hartnäckigen Fiktionen und unbequemen Wahrheiten über die Dissoziative Identitätsstörung. Ein Facktencheck aus wissenschaftlicher Perspektive. *Psychotherapeutenjournal, 1,* 37–47.

Holmes, E. A., & Bourne, C. (2008). Inducing and modulating intrusive emotional memories: A review of the trauma film paradigm. *Acta Psychologica, 127,* 553–566. https://doi.org/10.1016/j.actpsy.2007.11.002

Hyman, I. E., & Billings, F. J. (1998). Individual differences and the creation of false childhood memories. *Memory, 6*(1), 1–20. https://doi.org/10.1080/741941598

Imhoff, R., Meuer, M., Oeberst, A. & Mokros, A. (2024). Gibt es organisierten rituellen Kindesmissbrauch? *InMind,* 2. https://de.in-mind.org/article/gibt-es-organisierten-rituellen-kindesmissbrauch

Jelicic, M. (2023). Dissociative amnesia? It might be organic memory loss! *Topics in Cognitive Science.* https://doi.org/10.1111/tops.12640

Johansen, V. A., Wahl, A. K., Eilertsen, D. E., Hanestad, B. R., & Weisaeth, L. (2006). Acute psychological reactions in assault victims of non-domestic violence: peritraumatic dissociation, post-traumatic stress disorder, anxiety and depression. *Nordic Journal of Psychiatry, 60*(6), 452–462. https://doi.org/10.1080/08039480601021886

Josselyn, S. A., & Frankland, P. W. (2012). Infantile amnesia: a neurogenic hypothesis. *Learning & memory, 19*(9), 423–433. https://doi.org/10.1101/lm.021311.110

Kensinger, E. A., & Corkin, S. (2003). Memory enhancement for emotional words: are emotional words more vividly remembered than neutral words?. *Memory & cognition, 31*(8), 1169–1180. https://doi.org/10.3758/bf03195800

Kensinger, E. A., & Ford, J. H. (2020). Retrieval of emotional events from memory. *Annual Review of Psychology, 71,* 251–272. https://doi.org/10.1146/annurev-psych-010419-051123

Kessler, R. C., Aguilar-Gaxiola, S., Alonso, J., Benjet, C., Bromet, E. J., Cardoso, G., Degenhardt, L., de Girolamo, G., Dinolova, R. V., Ferry, F., Florescu, S., Gureje, O., Haro, J. M., Huang, Y., Karam, E. G., Kawakami, N., Lee, S., Lepine, J. P., Levinson, D., Navarro-Mateu, F., … Koenen, K. C. (2017). Trauma and PTSD in the WHO World Mental Health Surveys. *European Journal of Psychotraumatology, 8*(sup5), 1353383. https://doi.org/10.1080/20008198.2017.1353383

Kownatzki, R., Eilhardt, S., Hahn, B., Kownatzki, A., Fröhling, U., Huber, M., Rodewald, F., & Gast, U. (2012). Rituelle Gewalt: Umfragestudie zur satanistischen rituellen Gewalt als therapeutisches Problem. *Psychotherapeut, 57*(1), 70–76. https://doi.org/10.1007/s00278-010-0786-z

Kritsberg, W. (2000). *Die unsichtbare Wunde. Sexueller Missbrauch in der Kindheit: Das Trauma erkennen und überwinden.* Lübbe.

Köhnken, G. (2010). Mythen und Missverständnisse bei der Beurteilung von (Zeugen-)Aussagen. In N. Saimeh (Hrsg.), Kriminalität als biographisches Scheitern. Forensik als Lebenshilfe? (S. 50–62). Bonn: Psychiatrie-Verlag.

Kuch, K., & Cox, B. J. (1992). Symptoms of PTSD in 124 survivors of the Holocaust. *American Journal of Psychiatry, 149*(3), 337–340. https://doi.org/10.1176/ajp.149.3.337

Krans, J., Näring, G., Becker, E. S., & Holmes, E. A. (2009). Intrusive Trauma Memory: A review and a functional analysis. *Applied Cognitive Psychology, 23,* 1076–1088. https://doi.org/10.1002/acp.1611

Lanning, K. V. (1991). Ritual abuse: A law enforcement view or perspective. *Child Abuse & Neglect, 15*(3), 171–173. https://doi.org/10.1016/0145-2134(91)90061-H

Levine, L. J., & Edelstein, R. S. (2009). Emotion and memory narrowing: A review and goal-relevance approach. *Cognition and Emotion, 23*(5), 833–875. https://doi.org/10.1080/02699930902738863

Lie, C., Otgaar, H., van Daele, T., Muris, P., Houben, S. T. L., & Bull, R. (2023). Investigating the memory reports of retractors regarding abuse. *The European Journal of Psychology Applied to Legal Context, 15*(2), 63–71. https://doi.org/10.5093/ejpalc2023a7

Lief, H. I., & Fetkewicz, J. (1995), Retractors of false memories The evolution of pseudo-memories. *Journal of Psychiatry & Law, 23*(3), 411–435. https://doi.org/10.1177/009318539502300305

Lindner, I., & Echterhoff, G. (2015). Imagination inflation in the mirror: Can imagining others' actions induce false memories of self-performance?. *Acta psychologica, 158*, 51–60. https://doi.org/10.1016/j.actpsy.2015.03.008

Lindsay, D. S., Hagen, L., Read, J. D., Wade, K. A., & Garry, M. (2004). True photographs and false memories. *Psychological Science, 15*(3), 149–154. https://doi.org/10.1111/j.0956-7976.2004.01503002.x

Loftus, E. F. & Davis, D. (2006). Recovered Memories. *Annual Review of Clinical Psychology, 2*(1), 469–498. https://doi.org/10.1146/annurev.clinpsy.2.022305.095315

Loftus, E. F., & Pickrell, J. E. (1995). The formation of false memories. *Psychiatric Annals, 25*(12), 720–725. https://psycnet.apa.org/doi/10.3928/0048-5713-19951201-07

Mächler, S. (2000). *Der Fall Wilkomirski. Über die Wahrheit einer Biografie.* Pendo Verlag.

Madsen, H. B., & Kim, J H. (2016). Ontogeny of memory: An update on 40 years of work on infantile amnesia. *Behavioural Brain Research, 298*, 4–14. https://doi.org/10.1016/j.bbr.2015.07.030

Mangiulli, I., Otgaar, H., Jelicic, M., & Merckelbach, H. (2022). A Critical Review of Case Studies on Dissociative Amnesia. *Clinical Psychological Science, 10(2)*, 191–211. https://doi.org/10.1177/21677026211018194

McNally, R. J. (2005). Debunking myths about trauma and memory. *The Canadian Journal of Psychiatry-In Review, 50*(13), 817–822. https://doi.org/10.1177/070674370505001302

Merckelbach, H. (2002). Die Affäre Wilkomirski. *Skeptiker, 15*, 92–96.

Mokros, A., Schemmel, J., Körner, A., Oeberst, A., Imhoff, R., Suchotzki, K., Oberlader, V., Banse, R., Kannegießer, A., Gubi-Kelm, S., Lehmann, R. & Volbert, R. (2024). Rituelle sexuelle Gewalt: Eine kritische Auseinandersetzung mit fragwürdigen empirischen Belegen für ein fragliches Phänomen. *Psychologische Rundschau* [Vorab-Online-publikation]. https://doi.org/10.1026/0033-3042/a000663

Murphy, G., Dawson, C. A., Huston, C., Ballantyne, L., Barrett, E., Cowman, C. S., Fitzsimons, C., Maher, J., Ryan, K. M., & Greene, C. M. (2023). Lost in the mall again: A pre-registered replication and extension of Loftus & Pickrell (1995). *Memory, 31*(6), 818–830. https://doi.org/10.1080/09658211.2023.2198327

Nahleen, S., Nixon, R. D. V., & Takarangi, K. T. (2019). Memory consistency for sexual assault events. *Psychology of Consciousness: Theory, Research, and Practice, 8*(1), 52–64. https://doi.org/10.1037/cns0000195

Nahleen, S., Nixon, R. D. V., & Takarangi, M. K. T. (2021). The role of belief in memory amplification for trauma events. *Journal of Behavior Therapy and Experimental Psychiatry, 72*, 101652. https://doi.org/10.1016/j.jbtep.2021.101652

Nairne, J. S., Pandeirada, J. N., & Thompson, S. R. (2008). Adaptive memory: The comparative value of survival processing. *Psychological Science, 19*, 176–180. https://doi.org/10.1111/j.1467-9280.2008.02064.x

Nathan, D. (2011). *Sybil Exposed.* New York: Free Press.

Neue Zürcher Zeitung (2002). „Wilkomirskis" Vater einwandfrei identifiziert. Zugriff am 25.11.2025 unter https://www.nzz.ch/article82BKX-ld.200305

Nick, S., Schröder, J., Briken, P. & Richter-Appelt, H. (2018). Organisierte und rituelle Gewalt in Deutschland: Kontexte der Gewalterfahrungen, psychische Folgen und Versorgungssituation. *Trauma & Gewalt, 12*, 244–261. https://doi.org/10.21706/TG-12-3-244

Nick, S., Schröder, J., Briken, P., Metzner, F. & Richter-Appelt, H. (2021). Organisierte und Rituelle Gewalt in Deutschland – die psychotherapeutische Behandlung von Betroffenen: Ergebnisse einer Online-Befragung von Betroffenen und erfahrenen Psychotherapeut*innen. *Trauma & Gewalt, 16*, 40–57. https://doi.org/10.21706/tg-16-1-40

Oeberst, A. (2024). Juristisch relevante Charakteristika des autobiographischen Gedächtnisses. In R. Deckers, G. Köhnken und J. Lederer (Hrsg). *Die Erhebung und Bewertung von Zeugenaussagen im Strafprozess. Juristische, aussagepsychologische und psychiatrische Aspekte* (S. 25–54). Berliner Wissenschafts-Verlag.

Oeberst, A., & Imhoff, R. (2023). Toward Parsimony in Bias Research: A proposed common framework of belief-consistent information processing for a set of biases. *Perspectives on Psychological Science, 18*(6), 1464–1487. https://doi.org/10.1177/17456916221148147

Oeberst, A., Wachendörfer, M. M., Imhoff, R., & Blank, H. (2021). Rich false memories of autobiographical events can be reversed. *Proceedings of the National Academy of Sciences of the United States of America, 118*(13), Article e2026447118. https://doi.org/10.1073/pnas.2026447118

Ofshe, R., & Watters, E. (1994). *Making Monsters: False memories, psychotherapy, and sexual hysteria.* Macmillan Publishing Co.

Ost, J. (2017). Adults# retractions of childhood sexual abuse allegations: High-stakes and the (in)validation of recollection. *Memory, 25*(7), 900–909. https://doi.org/10.1080/09658211.2016.1187757

Otgaar, H., Howe, M. L., Dodier, O., Lilienfeld, S. O., Loftus, E. F., Lynn, S. J., Merckelbach, H., & Patihis, L. (2021). Belief in unconscious repressed memory persists. *Perspectives on Psychological Science, 16*(2), 454–460. https://doi.org/10.1177/1745691621990628

Otgaar, H., Howe, M. L., Patihis, L., Mangiulli, I., Dodier, O., Huntjens, R., ... & Lynn, S. J. (2025). The neuroscience of dissociative amnesia and repressed memory: premature conclusions and unanswered questions. *Legal and Criminological Psychology.* https://doi.org/10.1111/lcrp.12272

Otgaar, H., Howe, M. L., Patihis, L., Merckelbach, H., Lynn, S. J., Lilienfeld, S. O., & Loftus, E. F. (2019). The return of the repressed: The persistent and problematic claims of long-forgotten trauma. *Perspectives on Psychological Science, 14*, 1072–1095. https://doi.org/10.1177/1745691619862306

Patihis, L., & Pendergrast, M. H. (2019). Reports of recovered memories of abuse in therapy in a large age-representative U.S. National sample: Therapy type and decade comparisons. *Clinical Psychological Science, 7*(1), 3–21. https://doi.org/10.1177/2167702618773315

Pendergrast, M. (1995). *Victims of memory: Incest accusations and shattered lives.* Upper Access. https://doi.org/10.5860/choice.32-5939

Petersen, C. (2021). What is your earliest memory? It depends. *Memory, 29*(6), 811–822. https://doi.org/10.1080/09658211.2021.1918174

Pezdek, K., Finger, K., & Hodge, D. (1997). Planting false childhood memories: The role of event plausibility. *Psychological Science, 8*(6), 437–441. https://doi.org/10.1111/j.1467-9280.1997.tb00457.x

Porter, S., Yuille, J. C., & Lehman, D. R. (1999). The nature of real, implanted, and fabricated memories for emotional childhood events: Implications for the recovered memory debate. *Law and Human Behavior, 23*(5), 517–537. https://doi.org/10.1023/a:1022344128649

Pynoos, R. S. & Nader, K. (1988). Children who witness the sexual assaults of their mothers. *Journal of the American Academy of Child & Adolescent Psychiatry, 27*(5), 567–572. https://doi.org/10.1097/00004583-198809000-00009

Rijksoverheid. (2022, 21. Dezember). Tussen ongeloof, ondersteuning en opsporing: Over georganiseerd sadistisch misbruik van minderjarigen. Eindrapport: Tijdelijke Onderzoekscommissie Georganiseerd Sadistisch Misbruik van Minderjarigen – Commissie Hendriks. [Zwischen Unglauben, Unterstützung und Aufdeckung: Über organisierten sadistischen Missbrauch von Minderjährigen. Abschlussbericht: Nichtständiger Untersuchungsausschuss zum organisierten sadistischen Missbrauch von Minderjährigen – Kommission Hendriks.] Verfügbar unter: https://open.overheid.nl/repository/ronl-8910af043977be5f54 da54653af4271ce0fdef23/1/pdf/eindrapport-commissie-hendriks.pdf

Ross, C. (2022). False memory researchers misunderstand repression, dissociation and Freud. *Journal of Child Sexual Abuse, 31*(4), 488–502. https://doi.org/10.1080/1053871 2.2022.2067095

Schemmel, J., Datschewski-Verch, L., & Volbert, R. (2024). Recovered memories in psychotherapy: a survey of practicing psychotherapists in Germany. *Memory*, 1–21.

Schreiber, F. R. (1973). *Sybil. The true story of a woman possessed by 16 separate personalities*. Regnery.

Schröder, J., Behrendt, P., Nick, S. & Briken, P. (2020). Hintergründe und psychische Folgen organisierter und ritueller Gewalt – Berichte an die Unabhängige Kommission zur Aufarbeitung sexuellen Kindesmissbrauchs. *Fortschritte der Neurologie Psychiatrie, 88*, 374–378. https://doi.org/10.1055/a-1149-2103

Scoboria, A., Wade, K. A., Lindsay, D. S., Azad, T., Strange, D., Ost, J., & Hyman, I. E. (2017). A mega-analysis of memory reports from eight peer-reviewed false memory implantation studies. *Memory, 25*(2), 146–163. https://doi.org/10.1080/09658211.2016.1260747

Scofield, J. E., Buchanan, E. M., & Kostic, B. (2018). A meta-analysis of the survival-processing advantage in memory. *Psychonomic Bulletin & Review, 25*, 997–1012. https://doi.org/10.3758/s13423-017-1346-0

Sharman, S. J., & Scoboria, A. (2009). Imagination equally influences false memories of high and low plausibility events. *Applied Cognitive Psychology, 23*(6), 813–827. https://doi.org/10.1002/acp.1515

Shaw, J., & Porter, S. (2015). Constructing rich false memories of committing crime. *Psychological Science, 26*(3), 291–301. https://doi.org/10.1177/0956797614562862

Sommer, T., & Gamer, M. (2018). Einfluss traumatischer Ereignisse auf das Gedächtnis. *Praxis der Rechtspsychologie, 28*(1), 97–120.

Sonnicksen, M. (2025). *Sexuelle Missbrauchserlebnisse in Kindheit und Jugend. Offenbarungsverhalten Betroffener, Kontinuität der Erinnerungen und Fachkenntnisse in relevanten Berufsgruppen*. Dissertation, Rheinische Friedrich-Wilhelms-Universität Bonn. https://doi.org/10.48565/bonndoc-612

Spinhoven, P., Bamelis, L., Haringsma, R., Molendijk, M., Arntz, A. (2012). Consistency of reporting sexual and physical abuse during psychological treatment of personality disorder: An explorative study. *Journal of Behavior Therapy and Experimental Psychiatry, 43*, S43–S50. https://doi.org/10.1016/j.jbtep.2011.02.005

Staniloiu, A., Markowitsch, H. J. & Kordon, A. (2018). Psychological causes of autobiographical amnesia: A study of 28 cases. *Neuropsychologia, 110(1)*, 134–147. https://doi.org/10.1016/j.neuropsychologia.2017.10.017

Steblay, N. M. (1992). A meta-analytic review of the weapon focus effect. *Law and Human Behavior, 16*(4), 413–424. https://psycnet.apa.org/doi/10.1007/BF02352267

Stoffels, H. & Ernst, C. (2002). Erinnerung und Pseudoerinnerung: Über die Sehnsucht, Traumaopfer zu sein. *Nervenarzt, 73,* 445–451. https://doi.org/10.1007/s00115-002-1327-y

Symons, C. S., & Johnson, B. T. (1997). The self-reference effect in memory: A meta-analysis. *Psychological Bulletin, 121*(3), 371–394. https://doi.org/10.1037/0033-2909.121.3.371

Thomas, A. K., & Loftus, E. F. (2002). Creating bizarre false memories through imagination. *Memory & Cognition, 30*(3), 423–431. https://doi.org/10.3758/BF03194942

van der Kolk, B. (1994). The body keeps the score: memory and the evolving psychobiology of posttraumatic stress. *Harvard Review of Psychiatry, 1,* 253–265. https://doi.org/10.3109/10673229409017088

van Giezen, A. E., Arensman, E., Spinhoven, P., & Wolters, G. (2005). Consistency of memory for emotionally arousing events: A review of prospective and experimental studies. *Clinical Psychology Review, 25,* 935–953. https://doi.org/10.1016/j.cpr.2005.04.011

Volbert, R. (2004). *Beurteilungen von Aussagen über Traumata: Erinnerungen und ihre psychologische Bewertung.* Bern: Huber.

Wachendörfer, M. M., Heinz, J.-K., & Oeberst, A. (2025). Can rich false memories of autobiographical events be reversed again? An extended replication of Oeberst et al. (2021). *Applied Cognitive Psychology, 39*:e70124. https://doi.org/10.1002/acp.70124

Wachendörfer, M. M., & Oeberst, A. (2023). Differences between true and false autobiographical memories: A scoping review.*European Psychologist, 28*(4), 247–264. https://doi.org/10.1027/1016-9040/a000513

Wade, K. A., Garry, M., Read, J. D., & Lindsay, D. S. (2002). A picture is worth a thousand lies: using false photographs to create false childhood memories. *Psychonomic bulletin & review, 9*(3), 597–603. https://doi.org/10.3758/bf03196318

Wang Q. (2003). Infantile amnesia reconsidered: a cross-cultural analysis. *Memory, 11*(1), 65–80. https://doi.org/10.1080/741938173

Wang, Q., & Gülgöz, S. (2019). New perspectives on childhood memory: Introduction to the special issue. *Memory, 27*(1), 1–5. https://doi.org/10.1080/09658211.2018.1537119

Wardell, V., & Palombo, D. J. (2024). Stability and malleability of emotional autobiographical memories. *Nature Reviews Psychology, 3,* 393–406. https://doi.org/10.1038/s44159-024-00312-1

Weiner, B. (1985). An attributional theory of achievement and emotion. *Psychological Review, 92*(4), 548–573.

Wilkomirski, B. (1995). *Bruchstücke. Aus einer Kindheit 1939–1948.* Jüdischer Verlag im Suhrkamp Verlag.

Wu, Y., Hartman, D., Wang, Y., Goldfarb, D. & Goodman, G. S. (2023). Suppression and Memory for Childhood Traumatic Events: Trauma Symptoms and Non-Disclosure. *Topics in Cognitive Science.* https://doi.org/10.1111/tops.12667

Yates, T. S., Fel, J., Choi, D., Trach, J. E., Behm, L., Ellis, C. T., & Turnk-Browne, N. B. (2025). Hippocampal encoding of memories in human infants. *Science, 387,* 1316–1320. https://doi.org/10.1126/science.adt7570

Zago, S., Preti, A. N., Difonzo, T., D'Errico, A., Sartori, G., Zangrossi, A., & Bolognini, N. (2023). Two case of malingered crime-related amnesia. Topics in Cognitive Science. https://doi.org/10.1111/tops.12643

Zappalà, A., Mangiulli, I., Santtila, P., Loftus, E. F., & Otgaar, H. (2024). Beliefs and therapeutic practices related to traumatic memories among Italian cognitive behavioral therapists and trainees. *Journal of Criminal Psychology, 14*(1), 24–37. https://doi.org/10.1108/JCP-05-2023-0035

Zatzick, D. F., Jurkovich, G. J., Fan, M.-Y., Grossman, D., Russo, J., Katon, W., & Rivara, F. P. (2008) Association between posttraumatic stress and depressive symptoms and functional outcomes in adolescents followed up longitudinally after injury hospitalization. *Archives of Pediatric and Adolescent Medicine, 162*(7), 642–648. https://doi.org/10.1001/archpedi.162.7.642

Zhao, C., Deng, W., & Gage, F. H. (2008). Mechanisms and functional implications of adult neurogenesis. *Cell, 132*(4), 645–660. https://doi.org/10.1016/j.cell.2008.01.033

Zum Weiterlesen

Oeberst, A. (2024). Juristisch relevante Charakteristika des autobiographischen Gedächtnisses. In R. Deckers, G. Köhnken und J. Lederer (Hrsg). *Die Erhebung und Bewertung von Zeugenaussagen im Strafprozess. Juristische, aussagepsychologische und psychiatrische Aspekte* (S. 25–54). Berliner Wissenschafts-Verlag.

Expert:innengruppe „Psychotherapie und Glaubhaftigkeit" im Bundesministerium der Justiz (2024). Praxishinweise zum Verhältnis von Psychotherapie und Strafverfahren. Zugänglich unter https://www.bmjv.de/SharedDocs/Publikationen/DE/Fachpublikationen/Praxishinweise_Psychotherapie.pdf?__blob=publicationFile&v=3

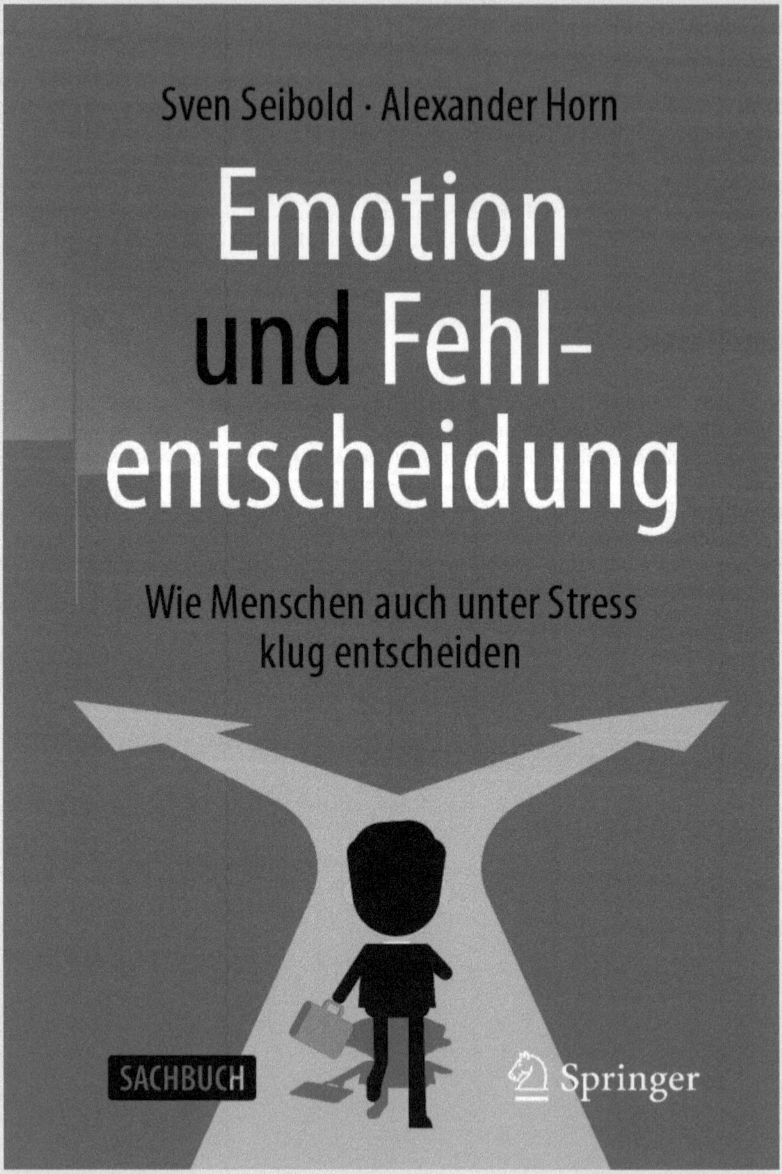

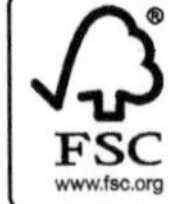